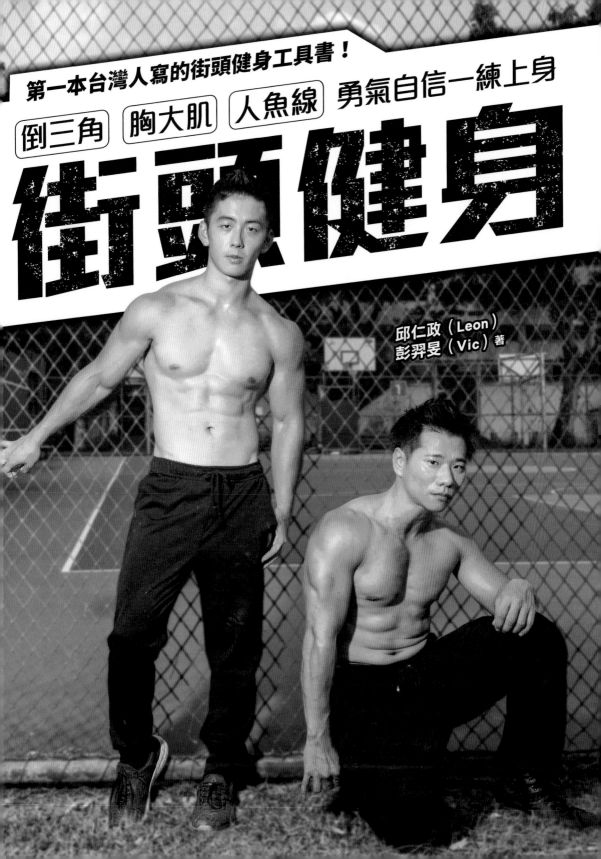

第一本台灣人寫的街頭健身工具書！

倒三角　胸大肌　人魚線　勇氣自信一練上身

街頭健身

邱仁政（Leon）
彭羿旻（Vic）著

目 錄

｜作者序｜ Leon & Vic 的進化史

關於 Leon

誰一開始不是弱雞呢？看看 2007 年的我，夠弱了吧 ?! 當時做的人體國旗根本完全不合格，手也細得跟竹竿一樣，想當初我已經開始在做基本的伏地挺身與跑步，並不是完全不運動的人，但表現出來的程度也只是這樣而已。如今，也算給自已有個交代，不敢說自己是強者，但至少現在走在路上，跟一般人的身材相比，已能看出明顯的差異。

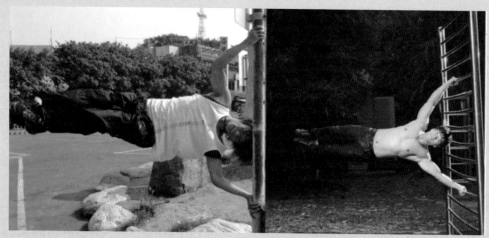

左圖為 2007 年，身高 170cm 體重 56kg；右圖為 2015 年，身高不變，體重 70kg

開始嘗試街健，不外乎是在電視或漫畫上看到一些肌肉派偶像，讓我產生想向偶像看齊的憧憬，便從伏地挺身、仰臥起坐這種在家就可以做的基本動作開始，但是由於知識不足，也沒有什麼關於自身體重訓練的書籍可參考（說到這裡，真希望這本書可以穿越到過去，拿給當時的我看啊！）可說是從毫無章法的亂練起頭。

直到接觸了其他健身人士，有同伴互相討論並加入學校體操社團，再透過教練指導，讓我了解到自身體重訓練的方法，同時也開始從網路上接觸到街頭健身這個既自由又酷炫十足的自身體重訓練，便投身於此，練成許多街健神技。

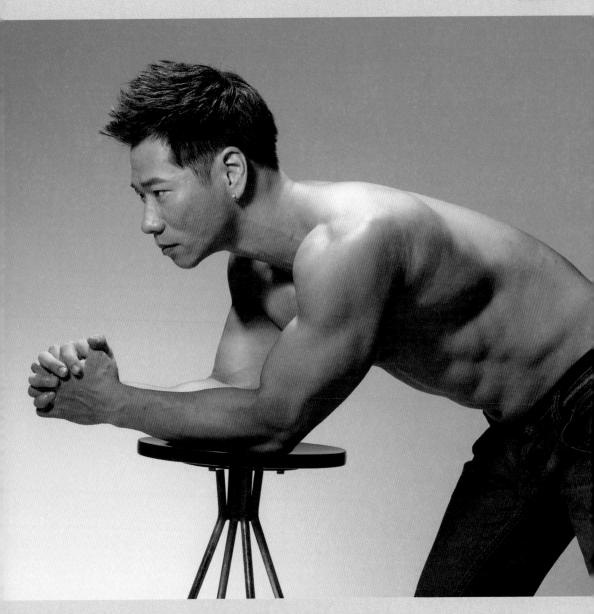

隨著接觸的運動越多，健美及健力目前也是我關注的主要運動項目，這兩種運動各別強調肌力及體態，再搭配以訓練自我控制能力的街頭健身，更讓我身體各方面的數值不斷精進進化。如今街健對我而言，已是一種不會因為任何藉口而間斷的存在。

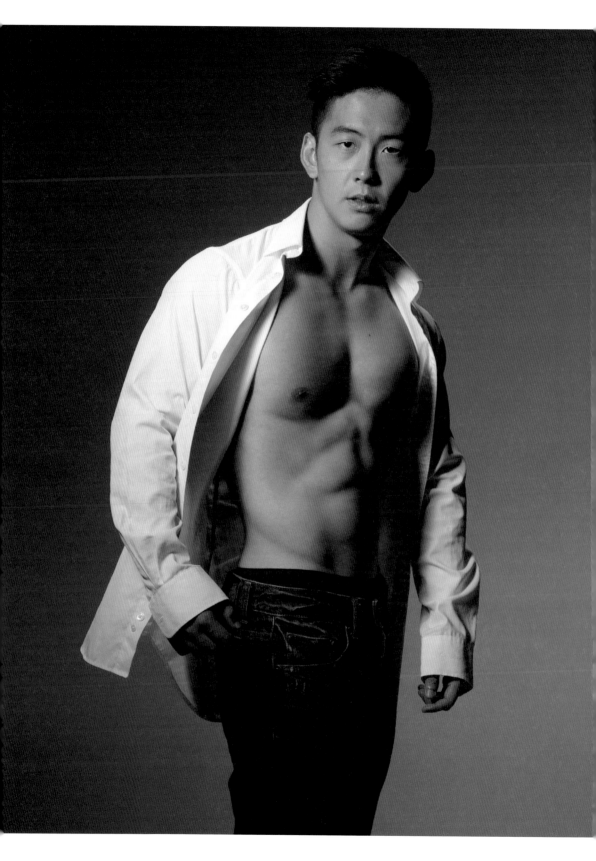

關於 Vic

在投入健身之前，我只是一個很喜歡打籃球的普通男生，平常也會做些簡單的徒手訓練，如：伏地挺身、仰臥起坐、深蹲，來增強運動表現。大三那年，因為受不了腳踝經常性的扭傷而放棄籃球。雖然放棄了籃球這項興趣，但也開始全心全意投入街頭健身與徒手訓練。

雖然投入街健的時間不長，但改變卻如此巨大，回想起剛開始訓練的日子，大概能歸納出兩個要點：吸收足夠的健身知識，包含：如何訓練、如何飲食，以及作息配合。另一方面是因為當時完全是新手，訓練初期在身材、體能上進步其實很容易，但訓練一段時間之後，肌肉維度及力量要像之前快速成長反而困難許多，只能透過持續訓練，才能換取緩慢穩定的進步。

沒有人天生就是強者，洛基一開始也是從弱雞開始。雖然不能否認，基因是很重要的因素，但再好的基因也必須透過訓練才能發揮到淋漓盡致。

以 Vic 來說，小學六年級時做了人生第一次伏地挺身，但不管怎麼努力都只能做 5 下，而且隔天胸肌與肱三頭肌還嚴重痠痛，由此可知，Vic 也不是天賦異稟，剛開始接觸街健時，跟「精壯」兩個字根本完全沾不上邊。

「堅持」，讓 Vic 能有如今的訓練成果。雖然在開始接觸伏地挺身時，對於訓練方式、姿勢、周期、飲食等完全沒概念，只憑著對於運動的熱愛，希望能提升運動表現，讓自己更有自信，所以每天睡前都會做一組伏地挺身，第一次只能做 5 下，一年後，竟然可以一次做 100 下不間斷，當然，身材體格也有顯著的改變。

所以，不管起步多晚、能力如何，又或者在過程中覺得辛苦，請不要輕易放棄，健身沒有捷徑，短時間內是看不到效果的，堅持一段時間，你會訝異自己所得到的遠比想像還多。

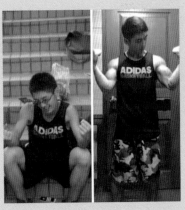

左圖為高三時，體重約 52kg；
右圖為認真從事徒手訓練後約
一年，體重約 62kg

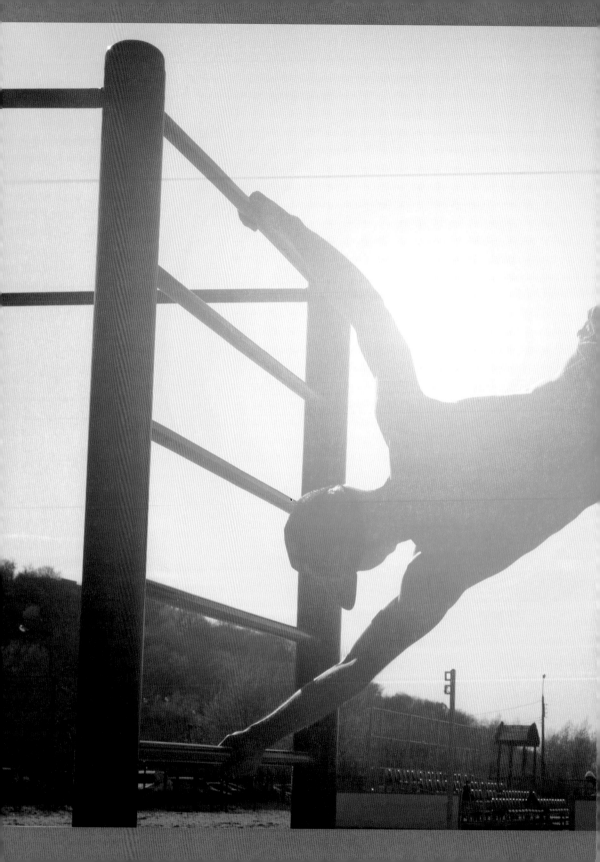

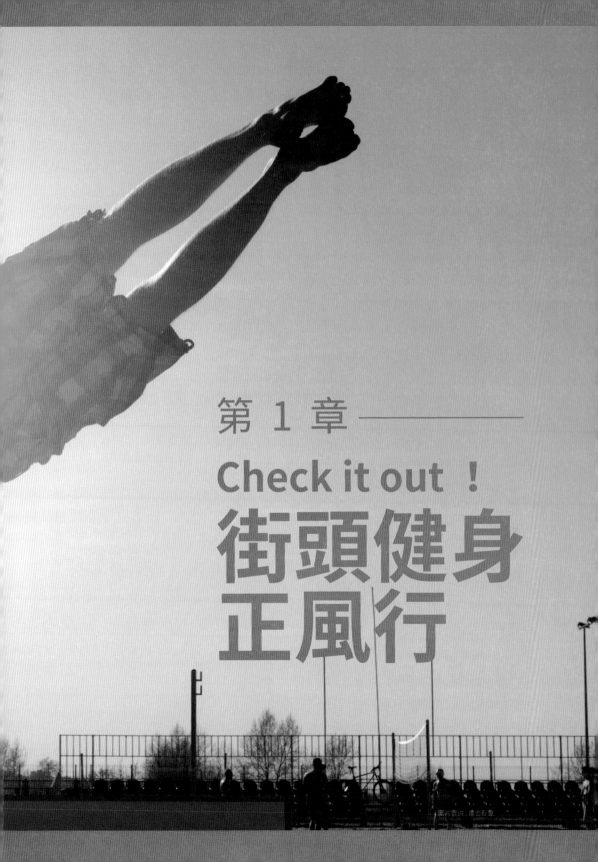

第 1 章——————

Check it out ！
街頭健身
正風行

圖片提供：達志影像

什麼是街頭健身？

一般人聽到健身，第一個想到的畫面通常是上健身房舉啞鈴，或是利用槓鈴坐臥推、深蹲，把身材練得像阿諾史瓦辛格一樣魁梧壯碩。但是，街頭健身並不是把器材帶到室外練，而是直接利用室外的一切來健身。

廣泛的街頭健身泛指不利用健身房器材 —— 不論是機械式或槓鈴、啞鈴等，只利用日常生活伸手可及的物品 —— 舉凡公園裡的單槓、雙槓、直桿，甚至地板、圍牆、電線桿，來鍛鍊健身。

簡單來說，如：伏地挺身、引體向上、仰臥起坐、深蹲、空翻，這些利用體重與地心引力之間的阻力對抗，在不使用器材或藉由有限的器材輔助下，漸漸提高訓練強度，獲得肌力及身材上的進步，即為自體重量訓練，而自體重量訓練便是街頭健身的一環。

狹義的街頭健身是指利用徒手做到許多高難度動作，這些動作包含目前流行的街頭元素，如街舞、武術、嘻哈音樂等，可說是新興的極限運動。這些動作需要超強的力量、爆發力、肌耐力與協調性，往往招式一使，圍觀群眾都會忍不住發出「哇」的讚嘆聲。

其中某些靜態動作也被譽為「街頭健身五大神技」，包含人體國旗、暴力上槓、前水平、後水平、俄挺，也是街頭健身運動員最常訓練的五項特技。

本書主要內容，即為這五大特技及其訓練方式。一旦練成這些特技般的動作，除了獲得莫大的成就感，不論在肌力或身材上，相較於過去，肯定有極大的進步，進而提升自信。這也印證了街頭健身的延伸含意 —— 透過街健訓練自由自在展現獨一無二的能力。

街頭健身如何興起？

這個特殊的運動到底是如何興起的？這要追溯到 2002 年，YouTube 還沒問世時，美國有一群人主張徒手就能練出傲人身材，當時並沒有人在乎訓練能不能做到前水平、後水平、俄挺等技巧，所有訓練都以徒手基礎訓練（如：伏地挺身、引體向上、深蹲、仰臥起坐等）為主，他們甚至組成一個團體（團名為 Ruff Ryders），雖然組織沒有成立很久，但可說是網路上能夠追溯到最久以前的街頭健身開端。

2003 年，另一個美國街頭健身團體 Bartendaz 成立，算是對街頭健身界影響最深的團體。其中一位住在美國紐約皇后區的黑人團員 Hannibal for King，其不可思議的高難度動作及令人瞠目結舌的壯碩身材，更在 YouTube 問世之後開始在網路上瘋傳，人們幾乎是因他而開始知道街頭健身，甚至連我們兩位，也是因為看了他的影片而被深深吸引，從此進入街頭健身的世界。

他們推廣街頭健身不遺餘力並且屏除街健陋習，也藉此幫助更生人接觸人群、重返社會。目前最具代表性的例子就屬來回牢獄生活 10 年、綽號「刺青神力」的街頭健身之王 Chris Luera，街頭健身讓他從原本過著渾渾噩噩的人生轉變為教導民眾街頭健身的心靈導師。

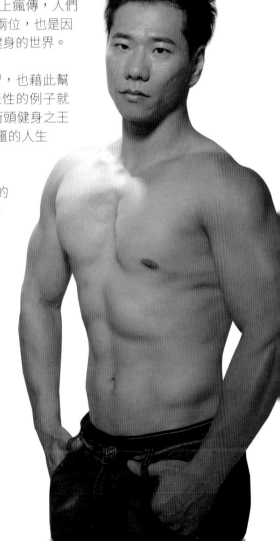

此外，由於街頭健身是利用日常生活伸手可及的物品訓練體能及肌力，故對於一些弱勢的青少年而言，可說是找到一個能鍛鍊身心，甚至進一步參加比賽獲得成就感及殊榮，同時得到肯定和認同，就此脫離街頭複雜環境，讓生活回歸正軌的途徑。

YouTube 算是街頭健身的最大推手。不論是團體或個人，紛紛將自己訓練或表演的影片上傳網路。超強大的力量與不符合人體工學的動作，成為人們對於街頭健身的第一印象，街頭健身也從動態和靜態動作漸漸發展出頗具觀賞性的特技動作，人們便開始將其區分為街頭健身（Street Workout）及徒手健身（Calisthenics）。

2011 年 4 月 8 日，世界街頭健身協會（WSWCF）在拉脫維亞的里加創立。同年 8 月舉辦有史以來第一次街頭健身世界盃賽事，至今每年都會定期舉辦一次。

街頭健身賽事

每年固定舉辦一次的街頭健身世界盃比賽，最開始是由各國世界街頭健身協會依序各自舉辦，而該場比賽名稱也會利用國家或城市當作賽事的站名。每位參賽選手必須先拍攝 2 分鐘短片，中間不能剪輯，利用影片參加預賽，由裁判團決定複賽資格。

進入複賽後，會選在該國家特定地點進行面對面比賽。比賽通常會有 4 個（或以上）裁判，評分項目分為：靜態、動態、動作連接度及綜合元素，每項評分為 1～10 分，四項總和分數最高者為冠軍。而區域性複賽會選出各站冠軍為該站代表，代表參加每年 12 月中旬左右舉辦的世界盃 Super Final。

（以下照片由馮俏齊、吳念真及陳秉暄／攝影：台灣極限街頭健身運動協會／提供）

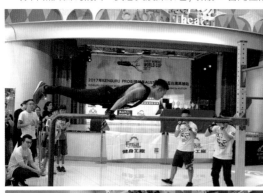
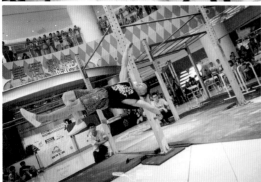
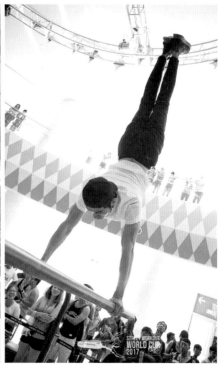

2017 年街健世界盃台灣站決賽：（左上）俄挺支撐（右）雙槓自由倒立（左下）人體國旗

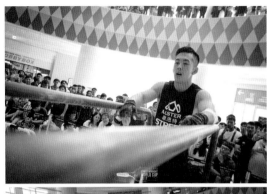

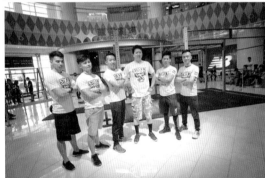

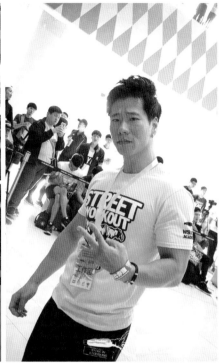

（左上）Vic 選手正聚精會神準備做出一套雙槓街健動作
（左下，右）2017 年街健世界盃台灣站決賽主辦人

台灣街頭健身運動的發展

街頭健身正在全世界蓬勃發展，多數運動員通常會組成地域性團隊並且定期互相交流。截至目前為止，全世界在 Madbarz 網站登錄的街頭健身團隊至少有 180 個，而在各地舉行的競賽活動也逐年增加。

世界街頭健身與體操聯盟每年舉辦的世界盃比賽，已經是全球性的活動，台灣也成為 WSWCF 在亞洲的第一個會員國，而台灣極限街頭健身運動協會（TSWCF，前身為 2012 年創立的台灣極限街頭健身運動聯盟／團體），則為台灣最大的街頭健身組織，負責承辦每年台灣區街健世界盃預賽，同時推廣在地街頭健身運動。

除了協會主辦的活動外，地方上的活動比賽及推廣團體更如雨後春筍般出現，未來台灣出現人人熱血街健的盛況指日可待！

健力、健美、體操
及街健傻傻分不清？

目前台灣健身界除了街健外，以重量訓練為主的運動，大致可分為以下三種：健力、
健美及體操，這四種運動都能提升肌力，打造理想身材，以下分別介紹。

健力（powerlifting）　強調可舉起最大重量的運動

健力運動主要強調最大肌力的提升，訓練方式幾乎都是以自由槓鈴訓練為主，主要
訓練動作為以下三種：

1. 槓鈴蹲舉（Squat）： 運動員扛起槓鈴後往下蹲，直到髖關節低於膝關節後再站立。

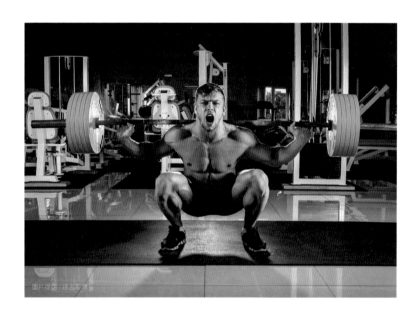

圖片提供：捷克斯學員

2. 槓鈴臥舉（Bench press）： 運動員從臥推架上取下槓鈴後，將槓鈴下降到輕觸
胸部後向上推起，直到兩臂向上伸直。

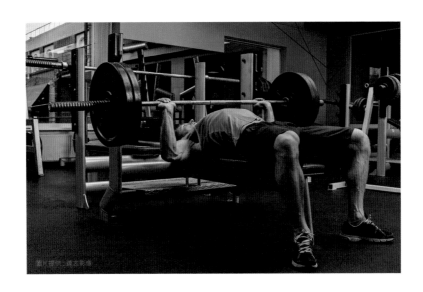

3. 槓鈴硬舉（Deadlift）： 運動員將地上的槓鈴向上拉起，直到腿部和背部伸直。

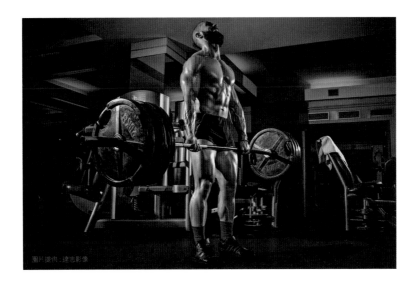

以上三個訓練動作皆是以能舉起的最大重量作為成績的判定。而這三種自由槓鈴訓練除了是健力比賽的動作外，同時也是有效提升肌力及肌肉量的重要訓練動作，也因此健力選手或熱愛健力運動的人士，肌肉量跟肌力都遠勝於一般人。

健美（bodybuilding） 強調肌肉健壯與線條健美的運動

健美運動強調提升身材的肌肉量及切割度，前者透過增肌，後者則透過減脂，兩者相輔相成，足夠的肌肉量再配合低體脂，便是大家普遍認定及比賽評比的好身材。一般而言，健身房是很適合健美訓練的場地。舉凡任何有助於提高肌肉量的訓練動作，如：自由槓鈴訓練、器材式訓練以及自身體重訓練等，都是健美運動員會進行的動作。

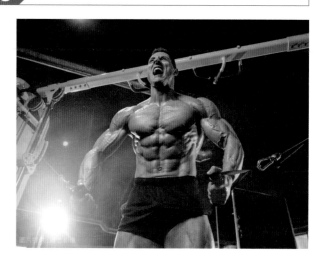

體操（gymnastics） 國際奧林匹克運動會重點比賽項目

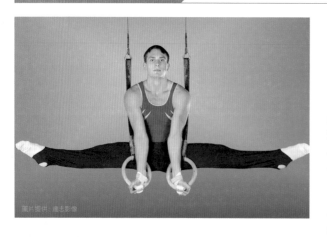

體操是夏季奧林匹克運動會的比賽項目，以男子競技體操為例，包含六種比賽項目：自由體操（地板）、鞍馬、吊環、跳馬、雙槓、單槓。其中地板、單槓、雙槓及吊環項目，選手所做的許多動作，其實也正是街頭健身的訓練動作。

此外，體操及街頭健身兩者幾乎都是以自身體重來鍛鍊肌力及提升肌肉量，故兩者訓練本質非常類似，都是透過動作的變化來改變身體負重的阻力，進而達到如同健美及健力的訓練效果。但是街頭健身強調自由自在的展現自我能力，和無拘無束在任何地方運動的特點，就和體操運動有很大的差異。

街頭健身（street workout）　自由自在的表現自己

街頭健身的目的在於透過自體重量或利用簡易器材達成肌力、體能、身材上的絕對
進步。有人會懷疑，這樣真的能像其他健身運動，練出強壯健美的身材嗎？答案絕
對是肯定的，只要訓練模式符合肌肥大模式即可（後面會再說明）。肌肉其實是很
笨的，在相同的訓練模式下，並不會因為運動項目或使用器材不同，而有不同的發
展。

街頭健身可以利用數個不同的訓練動作循序漸進（也就是透過訓練動作的變化來慢
慢增加自體負重），從初學者需要的神經適應，再來是提升肌耐力，進而加強整體
肌力及訓練技巧，達成更高難度的訓練動作。當訓練上可以做出更高難度的動作時，
例如書中的五大神技，每組動作的訓練力竭次數（reputation maximum，簡稱 rm）
減少到每組為 8 ～ 12 rm 時，即為一般所說，滿足肌肉成長的適當訓練次數，因此
街健的訓練當然也可獲得肌肥大的成果。如以下範例：

街健金字塔動作進階圖

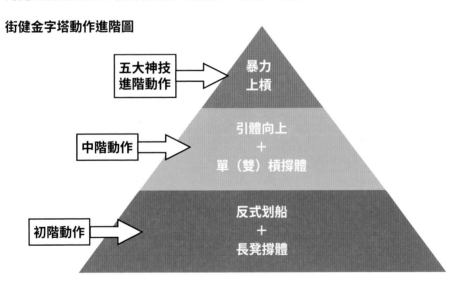

上圖為一個街健金字塔動作進階圖，為了習得暴力上槓這五大神技之一，初學者必
須先從一開始的初階動作，即反式划船及長凳撐體開始，先從簡單的動作開始打好
體能及肌力基礎，再進入中階動作，即引體向上及單（雙）槓撐體，等達到書中說
明的組數及次數要求後，便獲得進階動作所需要的體能及肌力，再透過書中的進階
動作專項訓練，便能登上金字塔頂端，習得神技，一旦練成進階動作，你的肌力及
身材絕對和初學時不可同日而語！

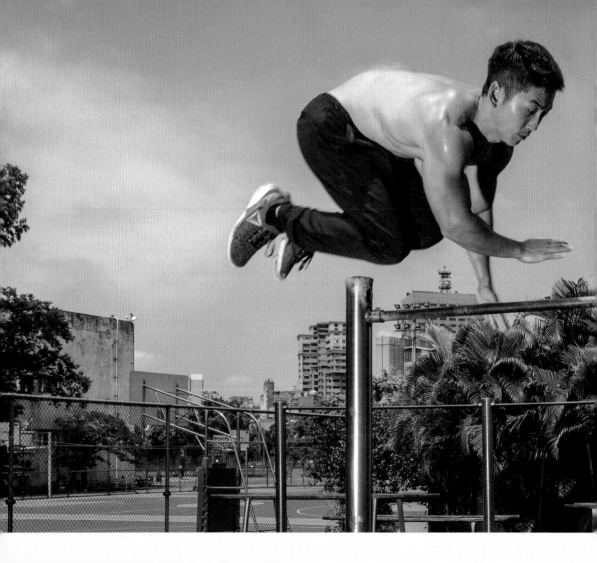

第 2 章——————

街頭健身
五大神技

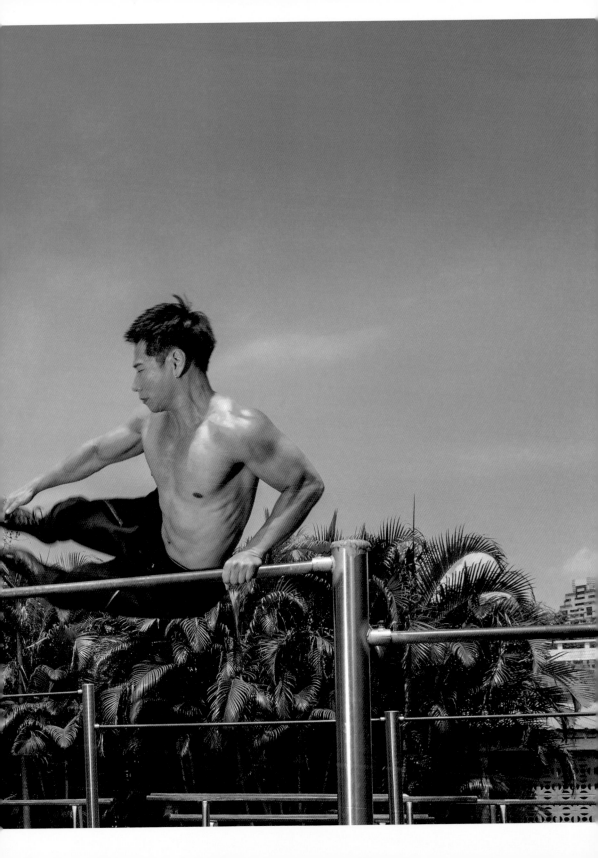

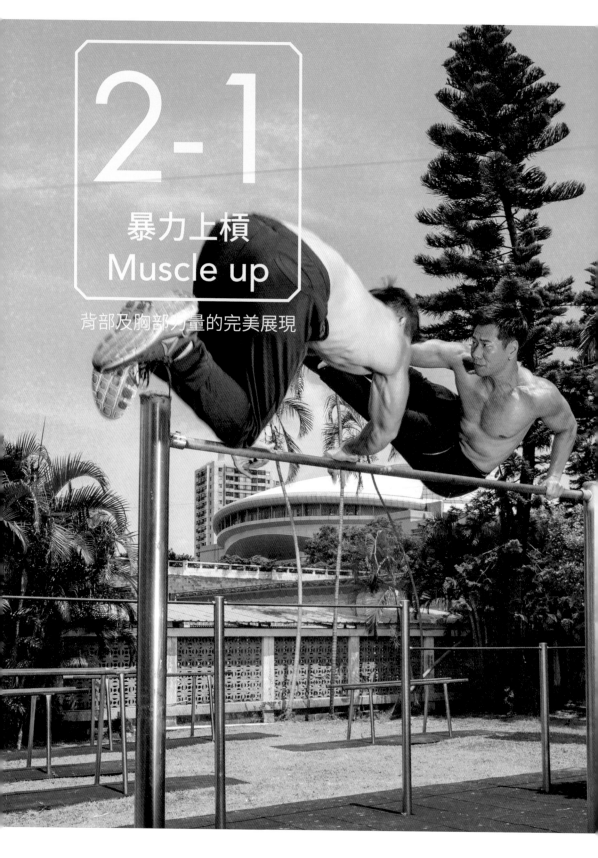

2-1

暴力上槓
Muscle up

背部及胸部力量的完美展現

唉，最近引體向上直上直下拉到超過 15 下了，再練下去恐怕只能增強肌耐力，對於眼前目標放在希望肌肥大的我，似乎成效不彰啊！

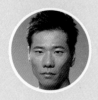

看來似乎是遇到訓練的瓶頸囉。對於訓練的動作感到乏味時，就該嘗試增加訓練的強度，或是改變動作。就引體向上而言，其更高難度的進階動作，首推街健五大神技之首「暴力上槓」啦！

暴力上槓顧名思義就是透過上半身的爆發力，將整個上半身往上拉超越單槓的動態連續動作。這個動作其實也等於「引體向上」以及「單槓撐體」（bar dip）兩個動作的結合。因此必須藉由強大的背肌、胸肌與手臂肌肉力量同時協調合作，方能完美達成。

主要訓練肌群

胸部肌群（下胸）

3

背部肌群（闊背）

3.5

肩部肌群（後三角肌）

3

手部肌群（肱二頭）

3

前 臂

2

＊此圖數字為比較數值，
範圍從0～4，數字越大
表示該肌群用到越多。

循序漸進達成暴力上槓：
強大的力量從基本開始

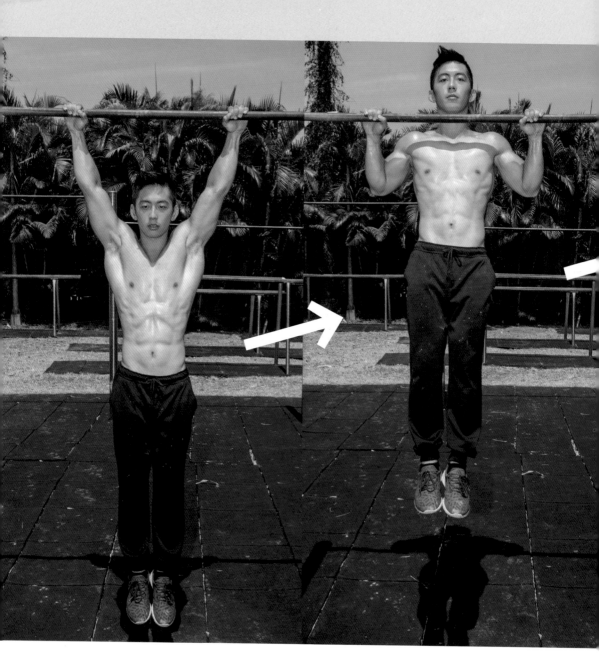

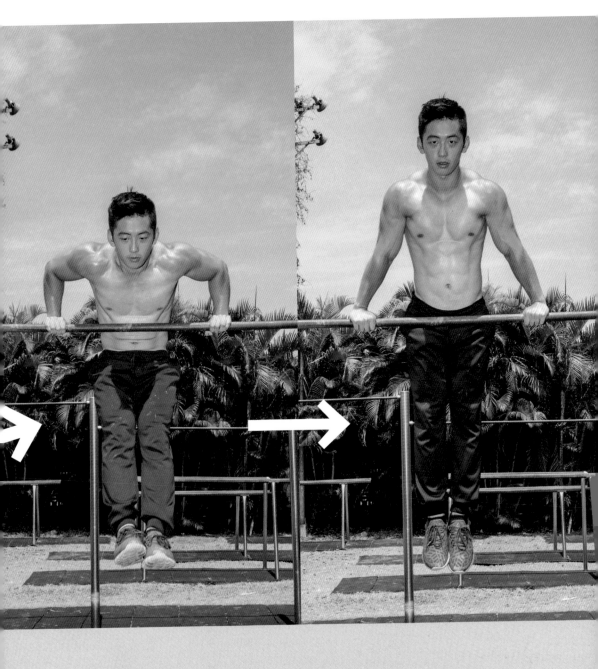

暴力上槓連續動作分解圖

由於暴力上槓是街健五大神技之首，自然有其難度，想要完美達成此動作，需要從基本的訓練一步步進階登頂，切記不要連以下的基礎訓練動作都沒做到就貿然嘗試，這樣很容易造成運動傷害。反之，如果以下的訓練動作皆能順利完成，學得此神技便指日可待了。

訓練前的關節伸展及暖身

在進行任何健身運動前，都強烈建議做好關節伸展及暖身，以免正式進入訓練後產生運動傷害，健身不成反傷身。做好關節伸展及暖身，可以增加關節的靈活度、彈性及柔軟度，並且提升肌肉與血液的溫度，因為低溫的肌肉往往會比高溫容易拉傷。

伸展活動按照身體部位，由上到下依序如下：

01 頸部

1. 伸展右側肩頸，緩慢地將頭傾向左側
2. 感覺伸展到右肩頸側邊即可，動作約持續 15 ～ 25 秒
3. 同樣方式伸展左邊
4. 同樣方式頸部往後伸展（動作如同抬頭）
5. 同樣方式頸部往前伸展（動作如同低頭）

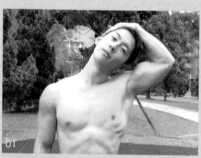

02 三角肌

1. 左臂抬至胸前伸直與胸部同高
2. 左臂向右側伸展。右手朝內側與左臂垂直交叉，並向內施壓
3. 動作約持續 15 ～ 25 秒
4. 同樣方式伸展右臂

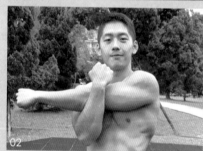

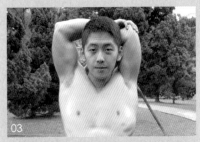

03 肱三頭肌

1. 左臂彎曲並置於頭頸後方
2. 右手掌扣住左手手肘，肘關節放鬆不要施力
3. 扣住手肘後慢慢向右側施壓
4. 動作約持續 15 ～ 25 秒
5. 同樣方式伸展右臂

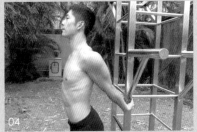

04 胸大肌

1. 挺胸，雙手往背後交握
2. 將交握的雙手向上舉，感覺伸展到胸部即
   可，動作約持續 15 ～ 25 秒

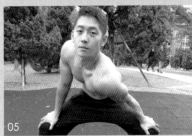

05 上背

1. 半蹲且雙腳打開至最大馬步，膝蓋對齊腳
   尖，雙手放置於膝蓋上
2. 左肩膀下壓同時，身體轉向右後方，感覺伸
   展到大腿內側和上背與三角肌
3. 動作停留 15 ～ 20 秒
4. 同樣方式伸展左邊

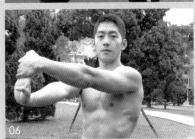

06 前臂

1. 右手往前伸直與肩同高，以左手指扣住右手
   指慢慢向後施壓，感覺伸展到前臂及手腕關
   節即可，動作約持續 15 ～ 25 秒
2. 同樣方式伸展左手

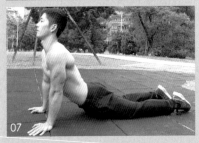

07 腹肌

1. 以俯臥姿開始，手臂慢慢撐起上半身
2. 胸部向上伸展，感覺伸展到腹部即可
3. 勿聳肩，頸部勿向背後過仰，若下背疼痛應
   立刻停止
4. 動作約持續 15 ～ 25 秒

開始進入熱血的訓練吧，Beast Mode On！

Step1　正握引體向上

01 以實握正握方式握住單槓，雙手間距比肩寬。身體挺直雙腳併攏。

02 吐氣拉起身體直到下巴高過單槓，接著吸氣並下放身體直到雙臂完全伸展。

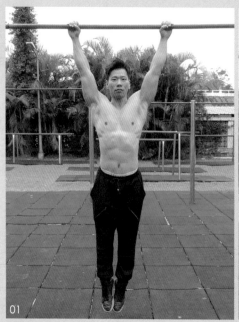

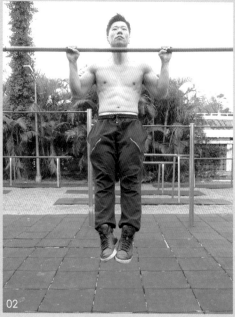

注意：

實握：拇指與四指彎曲方向不同，著重於手臂出力，可加強訓練前臂。

虛握：拇指與四指彎曲方向相同，著重於指力。

一般而言，執行動作時皆為實握，除非槓太粗或是槓會轉動才以虛握執行。

POINT

1. 拉起身體時保持肩胛骨後收下壓。
2. 利用二頭肌與背肌同時出力引體向上。
3. 運動過程中身體盡量穩住不晃動借力。
4. 身體下放到最底時肩部勿完全放鬆。

訓練目標

初學者：一組需做到標準 1～5 下以上

中階者：一組需做到標準 5～10 下以上

進階者：一組需做到標準 10～15 下以上

主要訓練肌群圖

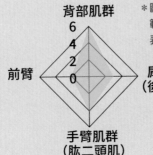

＊圖內數字為比較數值，
範圍從0～6，數字越大
表示該肌群用到越多。

背部肌群
6
4
2
0

前臂

肩部肌群
（後三角肌）

手臂肌群
（肱二頭肌）

肩部肌群
（後三角肌）
前臂
手臂肌群
（肱二頭肌）
背部肌群

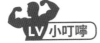 小叮嚀

如何決定握槓距離？

①正常距離：
雙手自然放置胸口，垂直上
舉的寬度，會略大於肩寬。

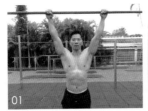
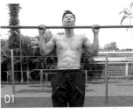

②寬握：
通常是 1.5 ～ 2 倍肩寬，難
度較正常距離高，訓練著重
於闊背肌。寬握會加重肩部
負擔，因此不可過度寬握以
免肩部受傷。

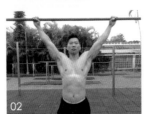
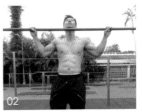

③窄握：
通常兩手距離一個拳頭寬左
右，難度較正常距離低，訓
練著重於肱二頭肌。

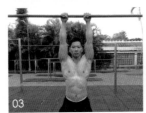
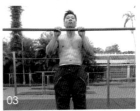

標準引體向上，是難度較高的訓練動作，因此初學者可能會遇到瓶頸，但千萬
別灰心，任何強者都是從弱者開始的！接下來還有其他街頭健身背部訓練動作，
讓初學及中階者可用其他訓練動作取代，鍛鍊引體向上所需的肌力。當然，對
於進階者而言，也可以將這些動作放入訓練菜單，讓訓練不單調。

至於握法的選擇也是一門學問，大致可分為以下三種：

①正握：
兩手掌心朝外，訓練著重於
闊背肌。

②反握：
兩手掌心朝內，訓練著重於
肱二頭肌。

③錘握：
兩手掌心相對，訓練難度
及部位介於正握與反握之
間，需要特殊器材環境，如
公園的猴子單槓（monkey
bar）。

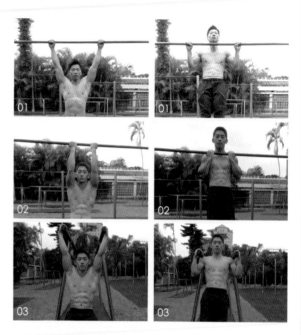

Step1-1：彈力帶輔助正握引體向上

訓練部位皆和標準式引體向上一致，差別
只在於藉由彈力帶的輔助完成。將彈力帶
環繞槓上成一個圓圈懸掛，從一般型引體
向上起始位置開始。彎曲膝蓋並將其中一
腳放在彈力圈上。這樣可以將部分身體重
量移轉到彈力帶上，完成引體向上。

注意：建議可以利用三種不同彈力係數
（大，中，小）的彈力帶，彈力係數越小，
表示自己完成動作的肌力需求越大。隨著
每組訓練的次數越來越多就可以替換彈力
帶，由大至小進階。

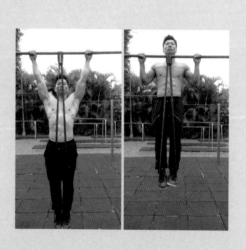

彈力帶的選擇：建議材質及選購重點

彈力帶是一種方便且便於攜帶、用途甚廣的工具，材質多為乳膠，十分耐用。藉由彈力帶輔助，可完成強度甚高的引體向上及雙槓撐體動作，達到應有的訓練量。

彈力帶建議使用環狀型的彈力帶即可，不同顏色通常代表不同拉力磅數（如右圖）。拉力磅數越高（也就是彈力帶越厚重），能輔助反彈重量就越大，而這些反彈重量也就成為初學者在引體向上時的拉力，以及雙槓撐體的推力。因此磅數越高越容易幫助你完成動作。但千萬別過度依賴彈力帶，而忘記街健的目的，是為了獨立完成引體向上及雙槓撐體，彈力帶只是輔助。建議先選擇低磅數，輔助力量越小，自己必須使出的肌力才會越大。如果選擇低磅數無法完成引體向上及雙槓雙槓撐體，再考慮選擇高一級的磅數，或是利用兩條同樣低磅數的彈力帶來訓練。訓練目標是趕快進入只需要低一級磅數的彈力帶，或減少彈力帶數量，而最終目標，當然是不需要任何輔助，完成引體向上及雙槓撐體。

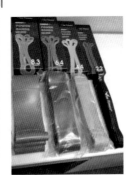

Step1-2：伙伴輔助正握引體向上

訓練部位皆和標準式引體向上一致，差別只在於藉由伙伴的輔助來完成。從一般型引體向上起始位置開始。彎曲膝蓋，請伙伴撐住你的雙腿。伙伴出力舉得越高，引體向上動作越容易。

注意：此訓練動作比起彈力帶，輔助強度更有彈性，因為是人為控制，所以可以視訓練者的狀況給予助力來完成動作。

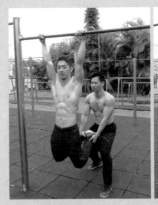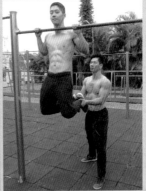

Step1-3：反式划船

01 在低槓下以躺姿動作開始，同時雙手實握比肩稍寬，單槓位置必須高於胸部最下方，雙腳併攏且手臂和身體呈 45 度角左右。

02 吐氣並且將上半身拉近於單槓，直到胸部碰觸單槓。吸氣並下放身體直到雙臂完全伸展。

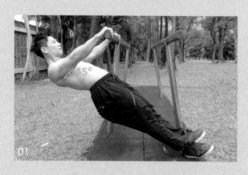

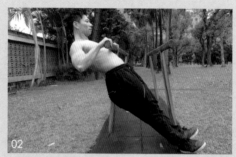

注意： 一般反式划船運動的訓練，執行時，如果胸部不能碰觸到單槓。可以考慮彎腿來執行，這樣會使動作變簡單，因為能讓身體更多的重量放在雙腿上。此外，身體傾斜的角度與地面越趨於平行，訓練難度越高。

POINT

1. 在整個運動過程中，身體皆保持直挺。
2. 當在拉的動作結尾時，肩胛骨會擠壓，故重點訓練肌群為整個背部肌群。

主要訓練肌群圖

背部肌群

6
4
2
0

前臂

肩部肌群
（後三角肌）

手臂肌群
（肱二頭肌）

＊圖內數字為比較數值，
範圍從0～6，數字越大
表示該肌群用到越多。

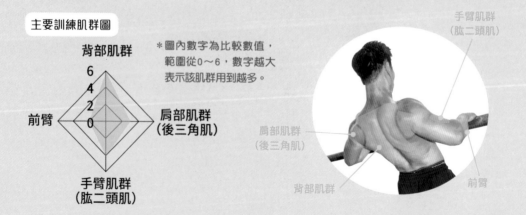

手臂肌群
（肱二頭肌）

肩部肌群
（後三角肌）

背部肌群

前臂

Step2　單槓撐體

01 在槓上支撐身體且雙臂接近鎖死，雙臂約與肩同寬且用實握，雙腳保持併攏。當身體挺直，或者在單槓不夠高而無法以雙腿併直方式運動時，則可以膝蓋彎曲、臀部微微抬起兩種方式執行。

02 吸氣並緩慢下放身體，手肘慢慢向後下降至上臂，和前臂呈 90 度以下夾角，垂直推起身體時吐氣且手臂不鎖死。

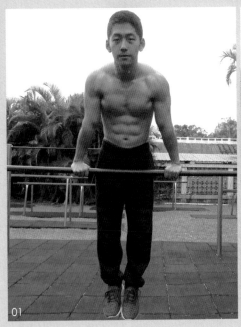
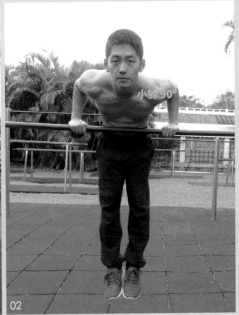

POINT

1. 起始雙手撐直，不聳肩。
2. 下降時上臂與前臂夾角呈 90 度以下即可。
3. 身體自然前傾維持平衡，腳可以勾起也可以自然垂放，整個運動過程身體不擺動。
4. 勿將胸部或腹部倚靠在單槓上，在運動過程中全身的重量都應平均放於雙臂。

訓練目標
初學者：一組需做到標準 5 ～ 10 下以上
中階者：一組需做到標準 10 ～ 15 下以上
進階者：一組需做到標準 15 ～ 20 下以上

主要訓練肌群圖

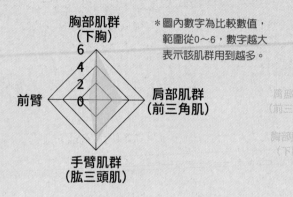

*圖內數字為比較數值，範圍從0～6，數字越大表示該肌群用到越多。

胸部肌群
（下胸）
6
4
2
0

前臂

肩部肌群
（前三角肌）

手臂肌群
（肱三頭肌）

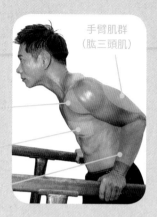

手臂肌群
（肱三頭肌）

胸部肌群
（前三角肌）

胸部肌群
（下胸）

前臂

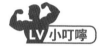
LV 小叮嚀

一般來說，做撐體，大部分的訓練工具都是利用雙槓多於單槓，雙槓撐體和單槓撐體的差別如下：
此動作主要訓練肌群為胸部肌群（下胸）、肩部肌群（前三角肌）及手臂肌群（肱三頭肌）。兩者看似幾乎相同，但單槓撐體因為上半身前傾的角度較大，因此需要更多核心肌群的穩定力量，故難度較高。建議平常訓練時選擇雙槓做撐體。
同樣地，標準雙槓撐體也是難度較高的動作，此訓練動作一開始便承受了全身的體重，故初學者可能會有無法進階的問題。以下同樣提供其他胸部訓練動作，讓初學者及中階者可以有其他訓練動作取代，鍛鍊雙槓撐體所需的肌力。當然，對進階者而言，也可以將這些動作納入訓練菜單，讓訓練不單調。

雙槓撐體

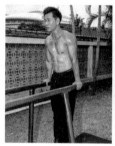
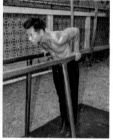

單槓撐體

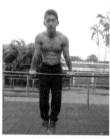
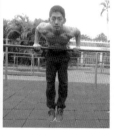

Step2-1　彈力帶輔助雙槓撐體

訓練部位皆和標準型雙槓撐體一致，差別只在於藉由彈力帶的輔助完成。

將彈力帶環繞槓上或手腕上，且從標準型雙槓撐體動作起始位置開始。彎曲膝蓋並將其放在彈力帶上，這樣可以將部分自身體重轉移到彈力帶上，尤其是在進行雙槓撐體最難的部分，即下降至最低點時。

注意： 建議可使用大、中、小三種不同彈力係數的彈力帶，彈力係數越小，表示要完成動作的肌力需求越大。隨著每組的訓練次數越來越多就可以替換彈力帶，由大至小進階。

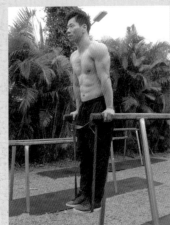
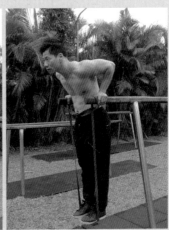

Step2-2　伙伴輔助雙槓撐體

訓練部位皆和標準型雙槓撐體一致，差別只在於藉由伙伴的輔助完成。

從一般型雙槓撐體動作起始位置開始。彎曲膝蓋並且請伙伴撐住你的雙腿。伙伴出力舉得越高，雙槓屈臂支撐動作越容易。

注意： 此訓練動作比起彈力帶輔助彈性更大，因為是人為控制，所以可視訓練者的狀況給予助力完成動作。

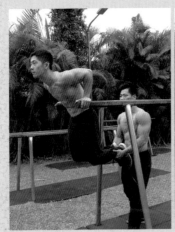
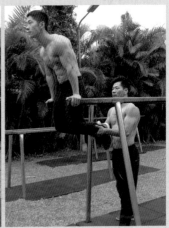

① 坐在長凳末端，雙手抓住長凳兩側，手指朝外。伸直雙臂，身體往長凳邊緣滑動並且雙腳併攏腳踝觸地。

② 吸氣並緩慢下放身體，讓臀部幾乎碰至地面或者上臂和前臂夾角接近 90 度角，垂直推起身體時吐氣且手臂不鎖死。

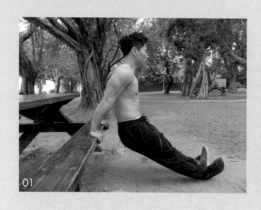

注意：如果想減輕整體負重，可彎曲雙腿；反之若想加強難度，可在大腿上加重物。

POINT

1. 整個運動過程背部挺直。
2. 手肘在整個過程中必須朝向後方。
3. 訓練到肱三頭肌的強度比例高於下胸。

主要訓練肌群圖

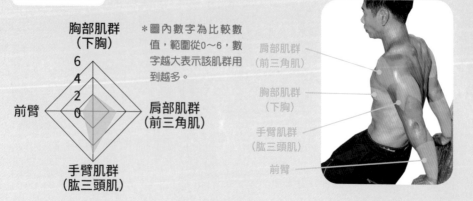

胸部肌群
（下胸）

＊圖內數字為比較數值，範圍從0～6，數字越大表示該肌群用到越多。

6
4
2
0

前臂

肩部肌群
（前三角肌）

手臂肌群
（肱三頭肌）

肩部肌群
（前三角肌）

胸部肌群
（下胸）

手臂肌群
（肱三頭肌）

前臂

Step3 單槓式肱二頭肌彎舉

01 以實握反握方式握住單槓，雙手距離約一個拳頭寬。身體挺直且雙腳併攏。

注意：一般皆以實握訓練，除非槓太粗或是槓會轉動才以虛握執行。

02 吐氣，以雙臂的力量拉起身體直到幾乎要碰觸單槓，接著吸氣並下放身體直到雙臂完全伸展。

注意：如同反式划船，身體傾斜角度越平行於地面，訓練難度越高。

POINT

1. 以雙臂的力量拉動身體，而非用身體靠近單槓。
2. 身體盡量穩住，不晃動借力。
3. 若以正握實握執行，可以加強前臂的訓練。

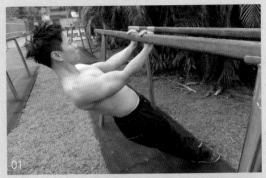
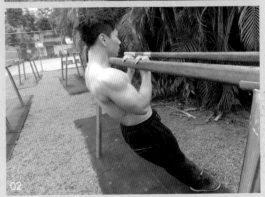

訓練目標
初學者：一組需做到標準 5 ～ 10 下以上
中階者：一組需做到標準 10 ～ 15 下以上
進階者：一組需做到標準 15 ～ 20 下以上

主要訓練肌群圖

肩部肌群
（後三角肌）
6
4
2
0

前臂　　手臂肌群（肱二頭肌）

＊圖內數字為比較數值，範圍從0～6，數字越大表示該肌群用到越多。

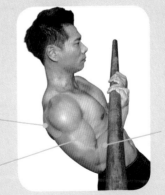

肩部肌群（後三角肌）
手臂肌群（肱二頭肌）
前臂

Step4　肱三頭肌伸展

01 以臥姿動作開始，雙手與肩同寬，從手掌到手肘整個貼地，手肘位置一定要在肩部以後，雙腳併攏且手肘向後。

02 推起身體直到雙臂完全伸展，同時吐氣，下放前臂直到胸部幾乎碰到地面時吸氣。

注意：手肘擺放位置會影響此動作，起始點手肘越往肩部後推，難度越高；起始點手肘越往肩部前推，則難度越低，但是完成動作所需的核心肌力越大。

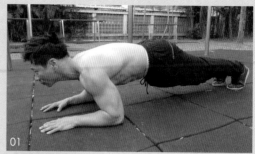
01

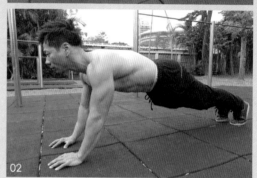
02

POINT

1. 下放時只有手肘慢慢往下，直到輕觸地面。推起時只運動手肘關節，身體其他部位需以核心力量穩定。
2. 也可採用跪姿作為起始動作。由於負重減輕，故難度降低。

訓練目標
初學者：一組需做到標準 5 ～ 10 下以上
中階者：一組需做到標準 10 ～ 15 下以上
進階者：一組需做到標準 15 ～ 20 下以上

主要訓練肌群圖

肩部肌群
（前三角肌）

6
4
2
0

前臂　　　　手臂肌群
（肱三頭肌）

＊圖內數字為比較數值，範圍從0～6，數字越大表示該肌群用到越多。

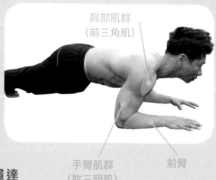

肩部肌群
（前三角肌）

手臂肌群　　　前臂
（肱三頭肌）

切記，以上 step1 ～ step4 基本訓練，請盡量達成中階者的訓練目標，再進入接下來的練習。

專攻暴力上槓的訓練方法：
邁向強者之路

前面的基本動作我早就練到爐火純青了，可是暴力上槓始終還是不得其門而入啊！

由於暴力上槓並非單一肌群獨立運動，而是一個連續且非常需要身體多肌群協調的動作，無法單純只靠固定的肌力訓練得到成效。缺乏協調性的訓練就是你無法成功的主因啊！

前面的基本訓練，可以獲得強大且足夠完成暴力上槓所需的背肌、胸肌與手臂肌肉力量。然而暴力上槓為街健神技之一，要完成此動態動作，力量及技巧缺一不可，所以接下來就要幫助你利用一些進階動作的組合，專攻技巧，達成你的第一個暴力上槓。

Lesson1　高拉引體向上

簡單說，就是引體向上。但是要拉超過胸口，而不是只拉過下巴。也可以訓練純靠力量的高拉引體向上。純靠力量高拉引體訓練即為每一下引體向上，都盡可能用全力拉越高越好。當你發現沒辦法拉到相對比較高的時候就休息，等休息充足後再繼續訓練，如此反覆。

或者可以訓練擺盪高拉引體向上。以擺盪方式做高拉引體向上較不需要這麼大的肌力，但是對協調性的需求相對較高。

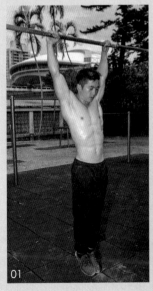
01

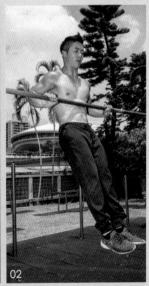
02

擺盪高拉引體向上步驟

⓵ 身體自然擺盪。
⓶ 當向前擺盪到最前面,開始要向後擺盪時,雙腳用力向上踢起。
⓷ 再連同手臂背肌做引體向上,如此一來便能將引體向上拉到下胸的高度。

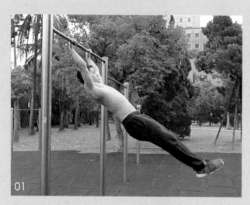
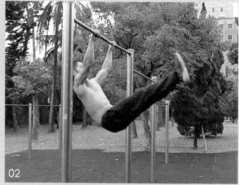
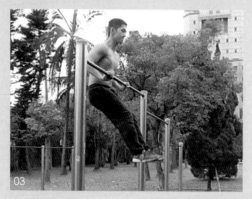

Lesson2 跳躍上槓

部分新手開始訓練時會發現背肌與手臂力量不夠,每次只能做少少幾下暴力上槓或甚至一次都做不到。這就是一個非常好的訓練方式,一方面透過借力完成暴力上槓,另一方面也能清楚掌握上半身越過單槓時的重心轉移。

找一個高度適當的單槓,藉由跳躍方式借力完成暴力上槓。雖然這樣比較省力,但對新手而言是通過轉折點非常好的方式。(暴力上槓是由引體向上與單槓撐體組合而成的動作,這裡的「轉折點」指的是兩個動作的交接處。)

步驟

01 找到一個高度適當的單槓（身高＋ 30cm 以內）。

02 腳蹬地跳躍，雙手同時做引體向上，並試著將上半身越過單槓。

03 接著撐起身體，這樣就完成一個循環了。

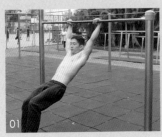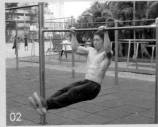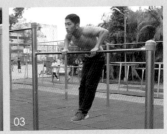

Lesson3　反向暴力上槓

大部分的初學者都會面臨不知道如何通過轉折點的問題，透過適當的動作練習，可以讓身體學習如何利用重心轉移、轉動手腕通過轉折點。

反向暴力上槓顧名思義，就是跟暴力上槓運動方向相反。正常的暴力上槓是從下往上，反向暴力上槓則是從上往下，過程中速度越慢、肌肉控制越準確越好。

步驟

01 先找一個高度適當的單槓，跳上去撐著。

02 慢慢將身體往下，注意通過轉折點的速度越慢越好。如此一來才能讓身體更準確地掌握重心轉移以及手腕的轉動。

03 身體下放通過轉折點之後，持續將身體放至最低點，這樣就完成一個動作循環。

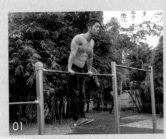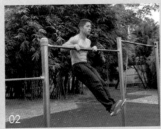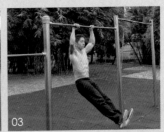

超神技！選手級夢幻動作：暴力上槓 360

暴力上槓是一個需要爆發力的動作，而暴力上槓 360 便是在此動作上再加上一個身體旋轉 360 度，也就是轉一圈的動作，此動作可說是動態花式街健動作的極致展現。

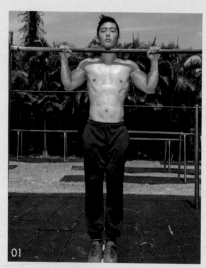
01

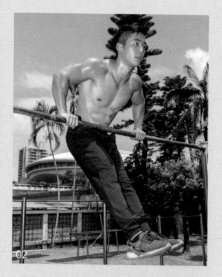
02

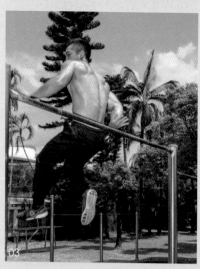
03

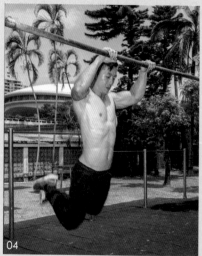
04

專攻暴力上槓的訓練菜單
及常見錯誤

懂方法後就按表操課,直接登上強者之巔吧!

建議訓練菜單

● 初學者(無法做到 10 下標準引體向上或 10 下標準雙槓撐體):
引體向上 5 ～ 8 下 ×3 組,組間休息 90 ～ 180 秒
雙槓撐體 5 ～ 8 下 ×3 組,組間休息 90 ～ 120 秒
跳躍上槓 5 ～ 8 下 ×3 組,組間休息 90 ～ 120 秒

● 進階者(可做到 10 下標準引體向上 & 10 下標準雙槓撐體):
高拉引體向上 8 ～ 10 下 ×3 組,組間休息 90 ～ 180 秒
雙槓撐體 15 ～ 20 下 ×3 組,組間休息 90 ～ 120 秒
反向暴力上槓 5 ～ 8 下 ×3 組,組間休息 90 ～ 180 秒
跳躍上槓 8 ～ 10 下 ×3 組,組間休息 90 ～ 180 秒

暴力上槓常見錯誤 & 正確示範

╳錯誤示範:在做高拉引體向上時,身體在單槓下方,因此上升軌道會被單槓阻擋。

○正確示範:高拉引體向上時,身體在單槓後面,上升軌道不會被單槓阻擋,故可以順勢以圓弧的軌道將整個上半身拉至單槓上方。

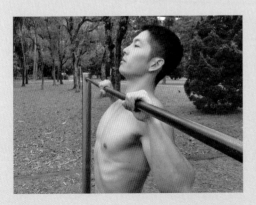
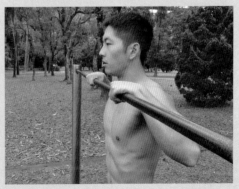

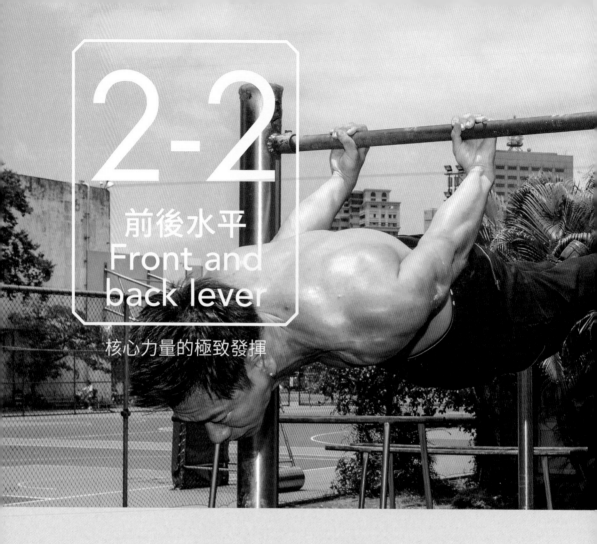

2-2

前後水平
Front and back lever

核心力量的極致發揮

最近看一些電視節目跟網路頻道，只要一提到核心運動，不外乎就是平板運動、仰臥起坐、捲腹等常見的動作，這些動作的強度，對我而言根本就輕而易舉，實在練得有點乏味！

的確，這些動作的強度都是適合初學者的徒手訓練動作，雖然也是屬於街健訓練動作的範疇，但是對於街健而言，高階的核心訓練動作，如：街健五大神技的前水平及後水平，這兩個動作才是核心力量的極致發揮呢！

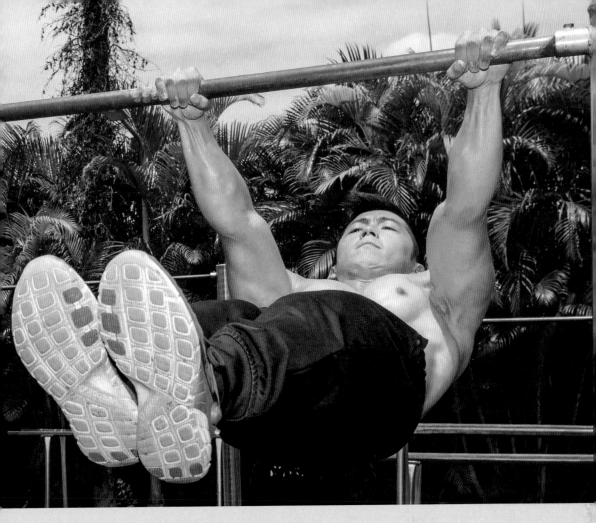

前水平顧名思義，就是完成動作時，只用雙手握緊單槓，身體正面朝上且和地面保持平行，呈現一條水平線；反之，後水平則是類似身體正面朝下的動作。要完成這兩個動作，都必須藉由強大的背部及手臂力量，而動作的水平程度展現，更是和是否擁有強大的核心力量息息相關。

--- **主要訓練肌群** ---

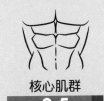

核心肌群	背部肌群	肩部肌群	前 臂
3.5	3	2.5	2

*此圖數字為比較數值，範圍從0～4，數字越大表示該肌群用到越多。

循序漸進達成前水平：
強大的力量從基本開始

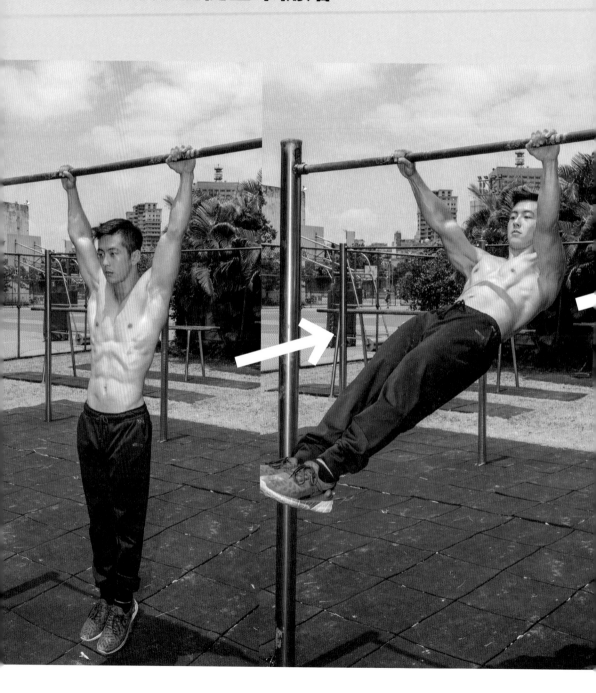

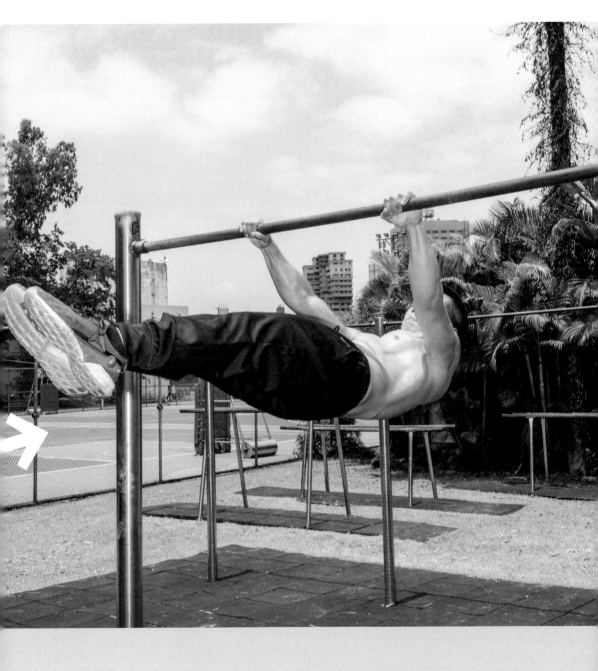

前水平連續動作分解圖

為了完成前水平的動作，核心相關訓練不可少，然而核心訓練的動作比起其他肌群的訓練多不勝數，以下將介紹與完成前水平動作最直接相關的基礎訓練動作。

Step1　懸吊式抬腿

01 以實握與正握方式握住單槓，雙手略寬於肩。身體挺直雙腳併攏。

02 吐氣抬起下半身，直到身體從側面看呈 L 型，接著吸氣並下放下半身回到初始動作。

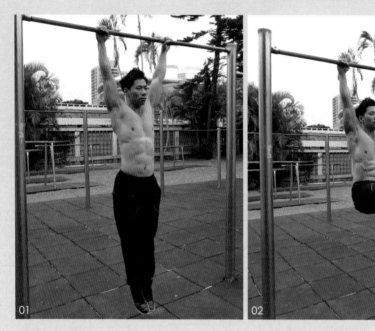

POINT

1. 收縮腹肌，抬起下半身時保持緊繃。
2. 身體呈 L 型時，試著撐住 1 ～ 3 秒，再下放。
3. 運動過程中盡量穩住不晃動借力。

訓練目標
初學者：一組需做到標準 1 ～ 5 下以上
中階者：一組需做到標準 5 ～ 10 下以上
進階者：一組需做到標準 10 ～ 15 下以上

街頭健身
五大神技

主要訓練肌群圖

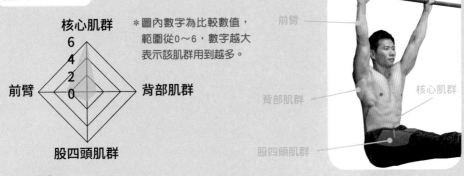

*圖內數字為比較數值，範圍從0~6，數字越大表示該肌群用到越多。

核心肌群
6
4
2
前臂 0 背部肌群

股四頭肌群

前臂

背部肌群

核心肌群

股四頭肌群

LV 小叮嚀

懸吊式抬腿這個基礎核心動作，當然也有初階版及更進階版，但是不管難度為何，主要的訓練都集中在核心肌群。

Step1-1　懸吊式抬膝

如同懸吊式抬腿。以實握與正握握住單槓，雙手略寬於肩。身體挺直雙腳併攏。吐氣抬起膝蓋直到整個身體如同團身，接著吸氣並下放下半身回到初始動作。

POINT

1. 收縮腹肌，抬起膝蓋。
2. 身體呈現團身時，試著撐住1～3秒，再下放。
3. 整個運動過程中盡量穩住不晃動借力。
4. 相較於抬腿，此動作難度較低。

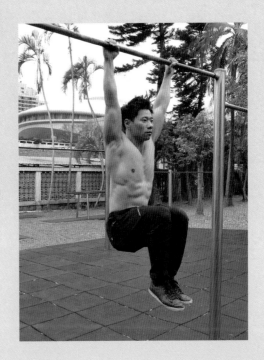

047

如同懸吊式抬腿。即以實握與正握握住單槓，雙手略寬於肩。身體挺直，雙腳併攏。
吐氣抬起下半身直到身體從側面看呈 L 型，再繼續向上抬腿直到小腿碰到單槓，接
著吸氣並下放下半身回到初始動作。

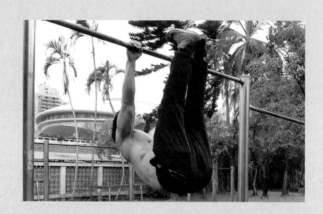

注意：此動作在抬升的過程中，雖然核心肌群仍是最大的使用肌群，然而要能讓身
體呈現 V 字型，需要動用到闊背肌及肱三頭肌的協助才能完成。此外，為了讓小腿
碰到單槓，也需考量到下半身（尤其是大腿股四頭肌群）肌力、靈活度及柔軟度。
若下半身因柔軟度不夠而感覺不適時，建議可稍微彎腿完成動作，彎腿後原本碰觸
到單槓的部位便會從小腿變成腳掌（或腳趾），如下圖所示。

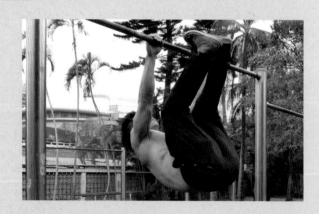

POINT

1. 收縮腹肌，抬起下半身時下半身保持緊繃。
2. 抬起下半身，直到小腿碰到單槓呈現類似 V 字型時，繼續試著撐住 1～3 秒再下放。
3. 整個過程中盡量穩住不晃動借力。相較於抬腿，此動作難度更高。

Step1-3 　進階懸吊式雨刷

01 如同懸吊式抬腿。即以實握與正握握住單槓，雙手略寬於肩。身體挺直，雙腳併攏。

02 **03** 吸氣抬起下半身直到小腿碰到單槓，由此以類似 V 字型的動作開始（即以進階懸吊式抬腿完成動作），吐氣雙腿向左（或右）邊轉向 90 度，之後換另一邊重複。

注意：若下半身因柔軟度不夠而感覺不適，可以稍微彎腿團身完成動作。

POINT

1. 吸氣收縮腹肌，抬起下半身，呈現類似 V 字型。
2. 接著雙腿向左邊轉向 90 度後吐氣，試著撐住 1 ～ 3 秒，再回到原 V 字型位置。
3. 重複上面動作，換向右邊做動作。
4. 整個過程中身體盡量穩住不晃動借力。
5. 相較於前面的核心訓練動作，此動作由於加上了轉腰，故加強腹外斜肌的訓練。

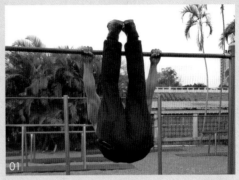
01

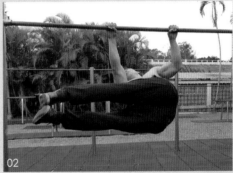
02

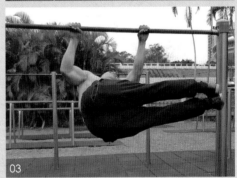
03

 小叮嚀

以上懸吊式核心訓練，若非為了達成前水平動作，都可以躺在地板上執行，這樣就變成單純的地板式核心訓練動作，其執行要點也幾乎相同。

Step2　L 型引體向上

01 以實握與正握握住單槓,雙手略寬於肩。身體挺直雙腳併攏。

02 吸氣抬起下半身直到身體從側面看呈 L 型,吐氣拉起身體直到下巴高過於單槓,接著吸氣並下放身體直到雙臂完全伸展。

POINT

1. 拉起身體時保持肩胛骨後收下壓。
2. 核心持續出力以維持 L 型,並利用肱二頭肌與背肌同時出力引體向上。
3. 整個過程中身體盡量穩住不晃動借力。
4. 下放到最底時肩部勿完全放鬆。

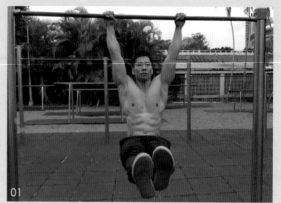
01

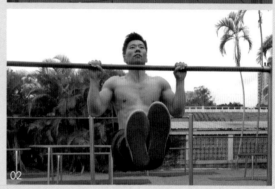
02

訓練目標
初學者:一組需做到標準 1 ~ 5 下以上
中階者:一組需做到標準 5 ~ 10 下以上
進階者:一組需做到標準 10 ~ 15 下以上

主要訓練肌群圖

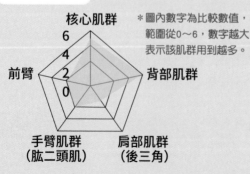

核心肌群
6
4
2
0
前臂
背部肌群
手臂肌群
(肱二頭肌)
肩部肌群
(後三角)

＊圖內數字為比較數值,範圍從0~6,數字越大表示該肌群用到越多。

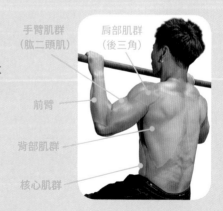

手臂肌群
(肱二頭肌)
肩部肌群
(後三角)
前臂
背部肌群
核心肌群

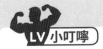

前水平一開始用到的肌群和引體向上的肌群非常相關，也就是闊背肌及後三角肌，同時也會使用到肱三頭肌。再來維持水平動作時，便需要強大的核心力量。要加強這些肌群的肌力，可利用 2-1 介紹的引體向上及肱三頭肌伸展這兩個訓練動作。切記，以上 step1 及 step2 基本訓練請盡量達成中階者的訓練目標，再進入接下來的專攻練習！

專攻前水平的訓練方法：
邁向強者之路

完成前面的基本訓練後，你也能擁有完成前水平所需的基本肌力。透過接下來的專項訓練，便能達成你的第一個前水平支撐。

Lesson1 傾斜引體向上

這個運動對初學者而言非常困難。主要是因為相較於直上直下的引體向上，傾斜的角度會增加背肌的負荷，核心、肱三頭肌等其他平常引體向上不會用到的肌群也開始用到了。這個動作對於協調性的要求甚高，但訓練過程請盡量自我要求動作完美不要偷吃步喔！

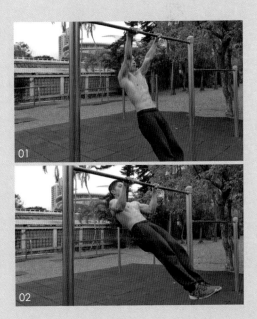

01 握距可自行調整，握距越寬難度越高。

02 運動過程中保持肱三頭肌出力維持身體的傾斜角度。核心收緊不帶任何借力完成引體向上。

Lesson2　前水平引體向上

建議初階學者從團身、進階團身開始較好上手。這個運動能讓身體更習慣前水平角度的出力方式，藉由身體呈現水平狀態的引體向上，讓背肌受到更大的刺激。而且對於前水平使用到的肌肉、力量都會有很好的訓練效果。

01 雙手緊握單槓，兩手肘打直，將身體向上水平旋轉直到背部與地面平行。
02 維持這個姿態做到引體向上。

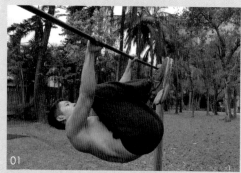
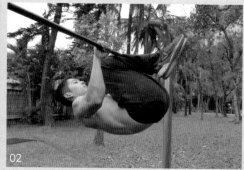

注意：難度由低至高可分為：團身、單腿、分腿、併腿。

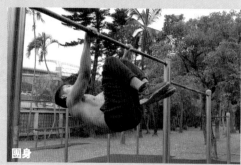
團身
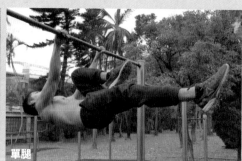
單腿

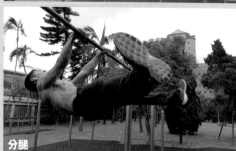
分腿
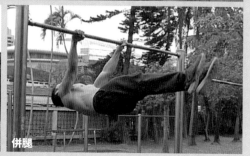
併腿

Lesson3　前水平拉升

這個訓練動作對於背肌是更大的挑戰，相較於一般引體向上，力矩增長且少了二頭肌幫忙，對於增加背肌的力量效果顯著。

01 雙手緊握單槓，兩手肘打直，若手肘沒打直訓練效果較差。身體核心出力，運動過程中保持直立。

02 利用肱三頭肌、闊背肌、後三角肌將身體水平拉起，和地面呈平行時，試著撐住 1 ～ 3 秒。

注意： 拉升起始盡量不利用身體向後的慣性做到這個動作。難度從低至高可分為：團身、單腿、分腿、併腿。

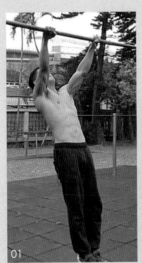
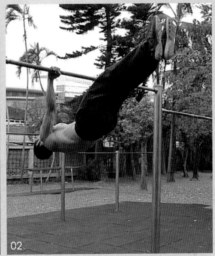

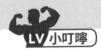

水平動作之所以困難，在於只靠雙臂當作支點，整個下半身占身體的長度及重量比例都非常可觀（下半身肌肉占人體所有肌肉約 70%），等於是力臂拉太長，故一般人上半身肌力都無法負擔這樣的動作。要解決這個障礙，最簡單的方式是縮短力臂，也就是把下半身的長度縮得越短越好，也因此動作由簡單到困難可以從團身、進階團身、單腿、分腿再到最後的併腿。這樣的進階訓練對於以徒手訓練為大宗的街健訓練而言，是非常重要的。

Lesson4 製冰機引體向上

在背肌持續呈現收縮狀態下，再利用肱三頭肌出力將身體推成水平。這個動作主要是增加肱三頭肌與背肌的協調性，如此一來身體會更了解前水平時，背肌與三頭肌同時出力的感覺。

01 吸氣先做引體向上，維持下巴過槓，核心出力收緊，維持身體打直狀態。
02 肱三頭肌出力，身體保持打直，吐氣並將身體推至水平。
03 身體維持水平緊繃狀態，回到步驟 01 。

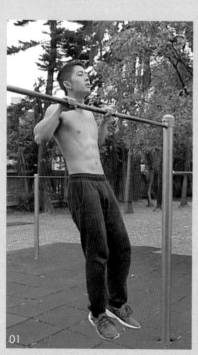

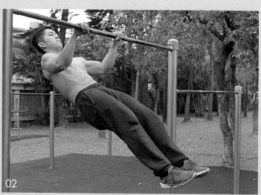

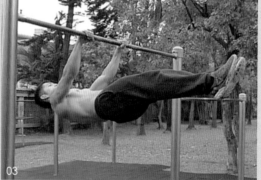

Lesson5 暴力上槓

你可能會懷疑，前一章節（2-1）的動作怎麼又在這邊出現了呢?!
其實在做暴力上槓時，同時也會使用到前水平的各主要肌群，只不過暴力上槓是將每個肌群分開使用，而前水平則是同一個時間點一次施展每塊肌肉！

超神技！選手級夢幻動作：前水平划船

前水平划船是結合前水平及划船兩個動作，同時考驗著極強大的核心及背肌力量。

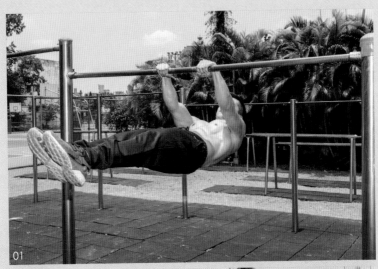

01

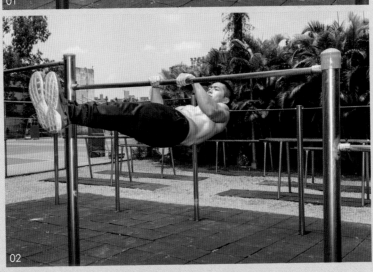

02

專攻前水平的訓練菜單
及常見錯誤

懂方法後，就按表操課，直接登上強者之巔吧！

建議訓練菜單

● 初學者（指完全做不到任何前水平姿勢者）：
　窄握引體向上 5 ～ 8 下 ×3 ～ 5 組，組間休息 90 ～ 180 秒
　引體向上 5 ～ 8 下 ×3 ～ 5 組，組間休息 90 ～ 180 秒
　伏地挺身 12 ～ 20 下 ×3 ～ 5 組，組間休息 90 ～ 180 秒

● 中階者（可做到團身或進階團身前水平和暴力上槓者）：
　暴力上槓 4 ～ 8 下 ×3 ～ 5 組，組間休息 120 ～ 180 秒
　傾斜引體向上 6 ～ 10 下 ×3 ～ 5 組，組間休息 90 ～ 180 秒
　L 型引體向上 6 ～ 10 下 ×3 ～ 5 組，組間休息 120 ～ 180 秒
　製冰機引體向上 6 ～ 10 下 ×3 ～ 5 組，組間休息 120 ～ 180 秒
　團身前水平引體向上 10 ～ 15 下 ×3 ～ 5 組，組間休息 90 ～ 180 秒

● 進階者（可做到開腿或者併腿前水平者）：
　暴力上槓 6 ～ 10 下 ×3 ～ 5 組，組間休息 90 ～ 180 秒
　傾斜引體向上 8 ～ 15 下 ×3 ～ 5 組，組間休息 90 ～ 180 秒
　L 型引體向上 8 ～ 15 下 ×3 ～ 5 組，組間休息 90 ～ 180 秒
　前水平拉升 5 ～ 8 下 ×3 ～ 5 組，組間休息 150 ～ 180 秒
　（可依個人肌力調整難度姿勢）
　單腳前水平引體向上 4 ～ 8 下 ×3 ～ 5 組，組間休息 150 ～ 300 秒

暴力上槓常見錯誤 & 正確示範

╳錯誤示範 1：在做前水平拉升時，初學者常因肌力不足而利用擺盪的力量做到這個
動作（如下頁圖 **01** ～ **04**）。要盡量避免這個狀況，因為借力會使用到更多不相關的
肌群，卻沒有充分訓練到真正想訓練的肌群。可選擇簡易一點的程度（團身）訓練，
等肌力提升之後再往挑戰更高難度。

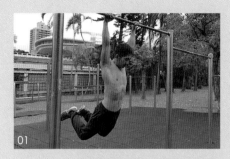
01

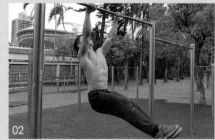
02

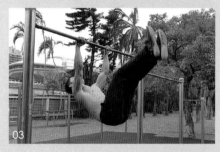
03

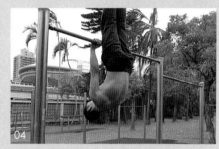
04

✕錯誤示範 2：做傾斜引體向上或前水平相關動作時，核心沒打直。後果就是訓練的肌群不會做到完整的收縮，效果將會大打折扣。

○正確示範：由於這種狀況通常也是因為肌力不足，建議先選擇簡易一點的程度（團身）來做。

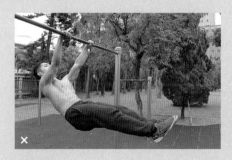
✕

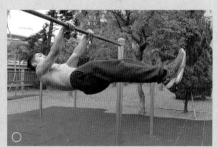
○

LV 小叮嚀

前水平屬於專項訓練，主要是靜態訓練動作（相較之下暴力上槓較屬於動態訓練），靜態動作主要目的是為了做等長訓練，故在訓練過程中應該重質不重量。盡量以姿勢標準為前提，不應為了衝次數而破壞動作的完整及穩定。

循序漸進達成後水平：
強大的力量從基本開始

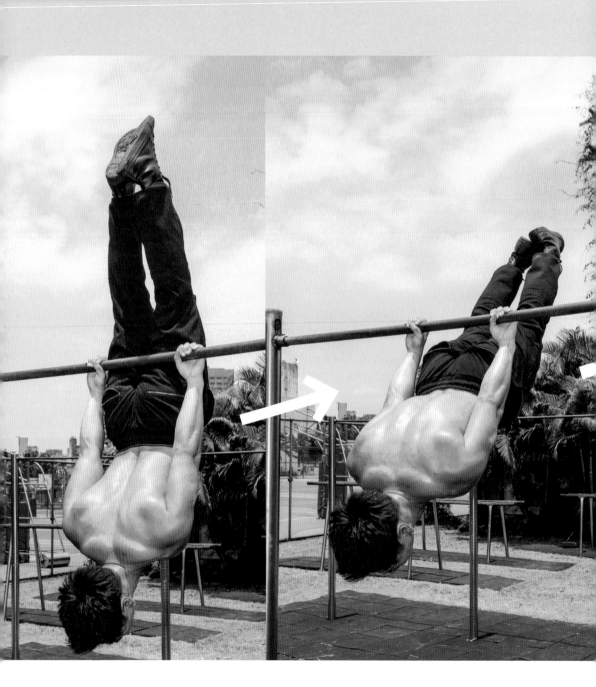

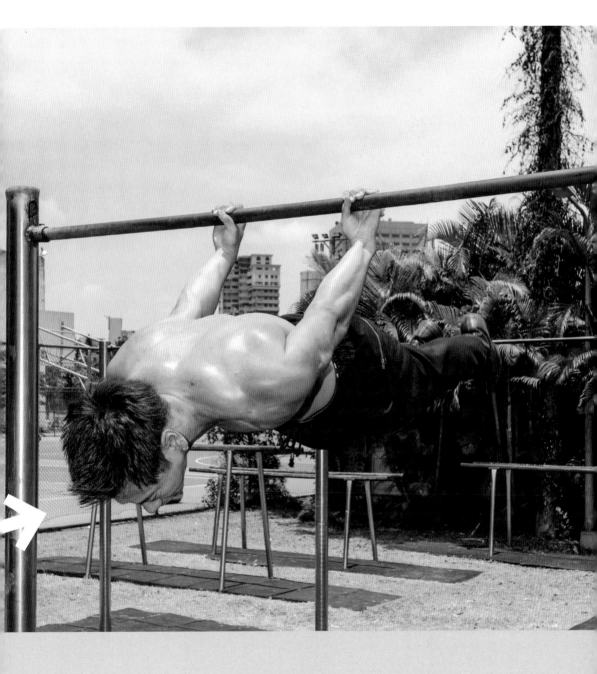

後水平連續動作分解圖

前水平就像武俠小說一樣，主角不用床就可以躺著睡覺，但如果要趴著睡，那就是後水平的動作啦！後水平主要也是訓練核心肌群，但是前水平是針對腹部肌群，後水平則是強化下背肌群，同時也會使用到前三角肌及上背肌群（上斜方肌）。

Step1　反式橋形

01 身體趴向地面，雙手及雙腳伸直，雙手與肩同寬，雙腳併攏與否可依個人喜好。

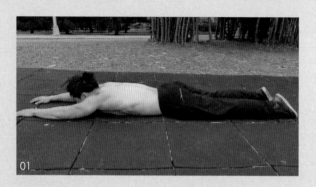

02 吐氣抬起上下半身，胸部以上及大腿以下都同時抬離地面，呈一個反過來的橋形，吸氣時上下半身回到初始動作。

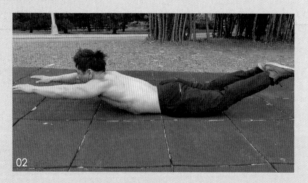

POINT

1. 收縮下背，同時抬起上下半身，抬起時上下半身保持緊繃。
2. 身體呈現反橋型時，試著撐住 1～3 秒再下放。
3. 整個運動過程中身體盡量保持穩定。

訓練目標

初學者：一組需做到標準 5～10 下以上
中階者：一組需做到標準 10～20 下以上
進階者：一組需做到標準 20～30 下以上

主要訓練肌群圖

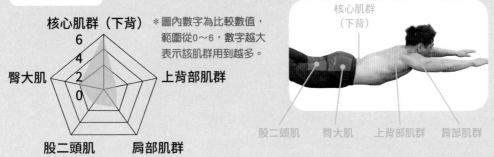

核心肌群（下背）
6
4
2
0

臀大肌

股二頭肌 肩部肌群

上背部肌群

＊圖內數字為比較數值，範圍從0～6，數字越大表示該肌群用到越多。

核心肌群
（下背）

股二頭肌　臀大肌　上背部肌群　肩部肌群

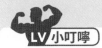

LV 小叮嚀

反式橋形是一個無需器材，即可強化核心下背肌群的基礎核心動作，以下為其進階版強化動作。

Step1-1 反向挺身

01 身體趴在雙槓上，雙手緊抓雙槓，大腿以下部位懸空，雙腳伸直碰地。

02 吐氣抬起在雙槓以外的下半身，直到下半身和地面平行，接著吸氣並同時下放下半身回到初始動作。

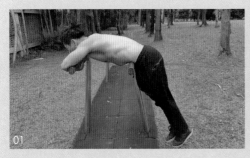

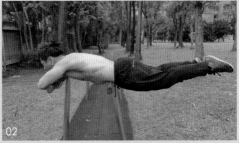

注意：過程中雙腿盡量打直，建議可以趴於較高的器材上，有較大的空間伸直雙腿。

POINT

1. 收縮下背，同時抬起下半身，且抬起時下半身保持緊繃。
2. 下半身和地面平行時，試著撐住 1 ～ 3 秒再下放。整個過程中身體盡量保持穩定。

Step2　肩迴環

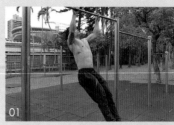

01 以實握與正握握住單槓，雙手略寬於肩。身體挺直且雙腳併攏。

02 ～ 04 吸氣抬起下半身直到頭下腳上後，再將下半身穿過單槓，如同做一個迴轉，進入懸吊姿勢後吐氣，之後原動作返回直到雙臂完全伸展。

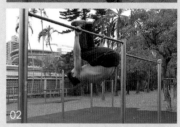

注意：此動作最重要的就是除了核心訓練外，更進一步增加肩部的張力柔韌性，可幫助適應後水平的過程。

POINT

1. 吸氣且提起膝蓋接近身體。
2. 伸直雙手拉起捲曲的身體呈頭下腳上。
3. 下放身體進入以肩膀懸吊的位置並吐氣。
4. 收回膝蓋。
5. 迴轉身體使頭下腳上。
6. 下放身體進入開始姿勢且吐氣。

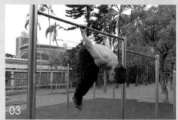

訓練目標

初學者：一組需做到標準 1 ～ 5 下以上
中階者：一組需做到標準 5 ～ 10 下以上
進階者：一組需做到標準 10 ～ 15 下以上

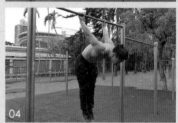

主要訓練肌群圖

核心肌群
6
4
2
0
前臂
上背肌群
手臂肌群
（肱三頭肌）
肩部肌群
（前三角肌）

＊圖內數字為比較數值，範圍從0～6，數字越大表示該肌群用到越多。

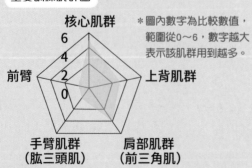

前臂
手臂肌群
（肱三頭肌）
核心肌群
肩部肌群
（前三角肌）
上背肌群

Step3　偽俄式伏地挺身

01 以臥姿開始，雙手比肩稍寬，放置於腰的位置，雙腳併攏且上臂和身體夾角呈 45 度到 0 度之間。

02 吐氣推起上半身直到雙臂完全伸直，接著吸氣下放上半身回到初始位置。

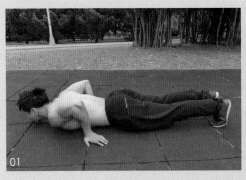

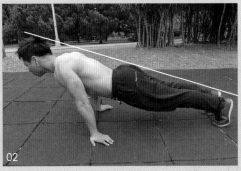

注意：在整個過程中身體必須保持挺直，從側面看如同一條斜線（如圖 02）。此外，建議在運動時將手掌向外旋轉，此舉有助於減輕手腕壓力。此動作主要是強化前三角肌及上斜方肌。

POINT

1. 推起身體直到雙臂完全伸展。
2. 出力推起身體時吐氣。
3. 吸氣且彎曲雙臂直到胸部幾乎碰地。

訓練目標
初學者：一組需做到標準 1～10 下以上
中階者：一組需做到標準 10～20 下以上
進階者：一組需做到標準 20～30 下以上

主要訓練肌群圖

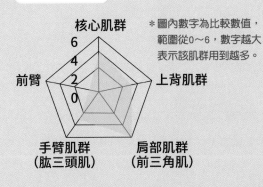

核心肌群
6
4
2
0
前臂
上背肌群
手臂肌群
（肱三頭肌）
肩部肌群
（前三角肌）

＊圖內數字為比較數值，範圍從0～6，數字越大表示該肌群用到越多。

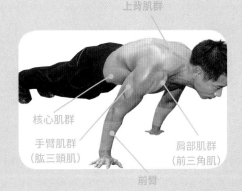

上背肌群
核心肌群
手臂肌群
（肱三頭肌）
肩部肌群
（前三角肌）
前臂

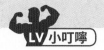
LV 小叮嚀

後水平除了強化核心肌群及提升肩部柔軟度，同時也需要前三角肌及三頭肌輔助，尤其是前三角肌，除了偽俄式伏地挺身外，也可以考慮利用寬距伏地挺身來加強。之後的章節將會介紹關於伏地挺身的相關動作。切記，以上 step1 ～ step3 基本訓練請盡量達成中階者的訓練目標，再進入接下來的專攻練習喔！

專攻後水平的訓練方法：
邁向強者之路

完成前面的基本訓練後，同樣也可以擁有能完成後水平所需的基本肌力。一般來說，後水平的難度較前水平低，透過接下來的專項訓練，便可以很快達成你的第一個後水平支撐。

Lesson1　後水平慢降

01 雙手穩握單槓，翻身迴環向上，呈現倒立姿態。

02 慢慢將身體下降至水平。

03 到水平點後將身體拉回倒立姿態。

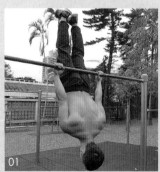
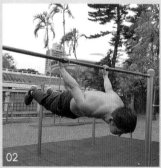
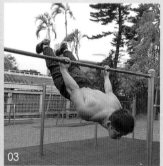

注意：依照難易度，由低至高分別為團身、單腿、分腿、併腿，可依個人肌力調整。

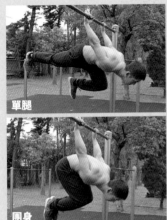
單腿

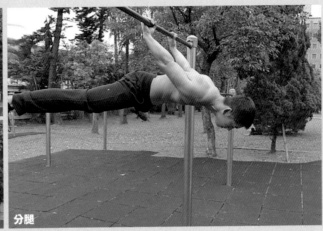

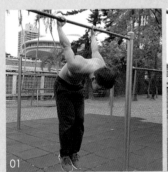
團身

分腿

Lesson2　後水平拉升

建議初學者利用團身狀態訓練。這個運動跟後水平慢降完全相反，不過出力的方式是由放鬆狀態啟動，啟動的瞬間除了對於力量的要求更高，也非常要求協調性讓身體持續維持平衡。如果在做前水平時無法將身體調整成水平狀態，這項運動就是對於後水平非常好的訓練喔！

01 雙手握住單槓取適當距離，向後翻身放到底，即呈現後迴環懸吊姿勢。

02 雙手前三角肌出力向下壓，且下背出力將下半身拉升呈水平，即做一反向挺身的動作。

03 到水平點後，慢慢下放至最底，反覆步驟 **01** 、 **02** 。

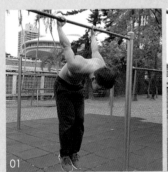

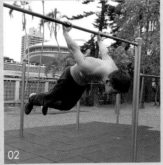

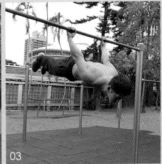

超神技！選手級夢幻動作：後水箭式

後水箭式這個動作是只以單臂抓槓，另一臂在地板支撐，整體呈現如同一個箭頭，十分特別。此動作綜合了單臂後水平以及單臂俄式支撐，若想更進階做出上述兩個動作，這個後水箭式也可作為專項訓練動作喔！

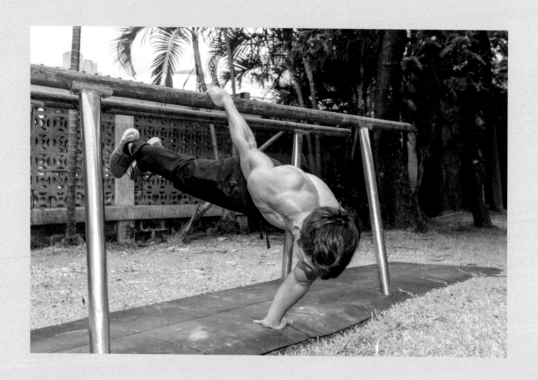

專攻後水平的訓練菜單
及常見錯誤

懂方法後，就按表操課，直接登上強者之巔吧！

建議訓練菜單
● 初階者（完全無法做到後水平者）：
伏地挺身 10 ～ 15 下 ×3 ～ 5 組，組間休息 90 ～ 180 秒
寬距伏地挺身 10 ～ 15 下 ×3 ～ 5 組，組間休息 90 ～ 180 秒
後水平下降（團身）3 ～ 8 下 ×3 ～ 5 組，組間休息 120 ～ 180 秒

● 進階者（可做到團身後水平或單腳後水平者）：
偽俄式伏地挺身 10 ～ 15 下 ×3 ～ 5 組，組間休息 120 ～ 180 秒
寬距伏地挺身 20 ～ 30 下 ×3 ～ 5 組，組間休息 90 ～ 180 秒
後水平上升 5 ～ 10 下 ×3 組，組間休息 120 ～ 180 秒
深伏地挺身 3 ～ 8 下 ×3 組，組間休息 120 ～ 180 秒

【 後水平常見錯誤 】

初學者在練習後水平時，最常見的錯誤為身體未下放至水平（如下圖）。後水平對
於手肘與肩膀的負荷相當大，在尚未有充分暖身與相當肌力條件之前，千萬不要隨
便嘗試，避免受傷。

✕ 錯誤示範圖

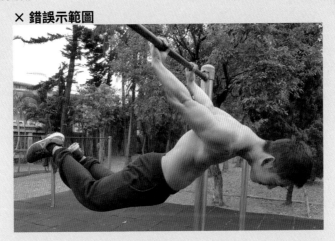

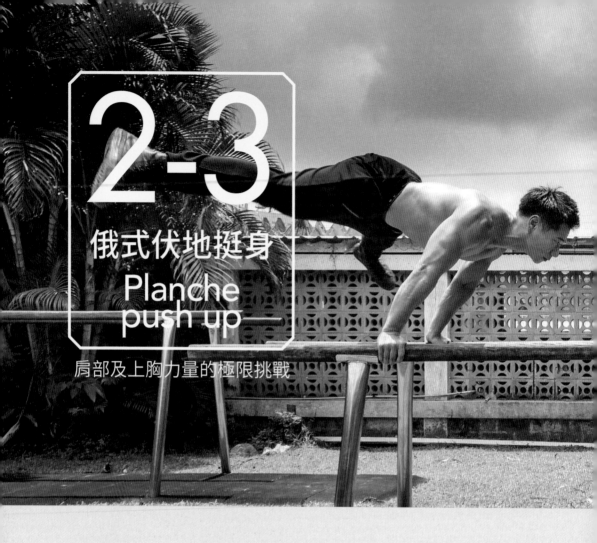

2-3

俄式伏地挺身
Planche
push up

肩部及上胸力量的極限挑戰

伏地挺身的變化式實在多不勝數，如：心型伏地挺身、寬版伏地挺身、下斜式伏地挺身、印度式伏地挺身、倒立伏地挺身……等，很好奇最高難度的伏地挺身變化式是哪一種，想好好挑戰一下！

街頭健身主要訓練是依靠徒手健身，而和徒手健身難易度變化最直接相關的，就是進行動作時抵抗的阻力和自身體重兩者比例多寡。如果我們做的伏地挺身是只有雙手接觸地面，下半身整個騰空平行地面，要抵抗的阻力就相當於全身體重，難度可想而知，這就是街健五大神技中公認最困難的一種，也就是俄式伏地挺身。

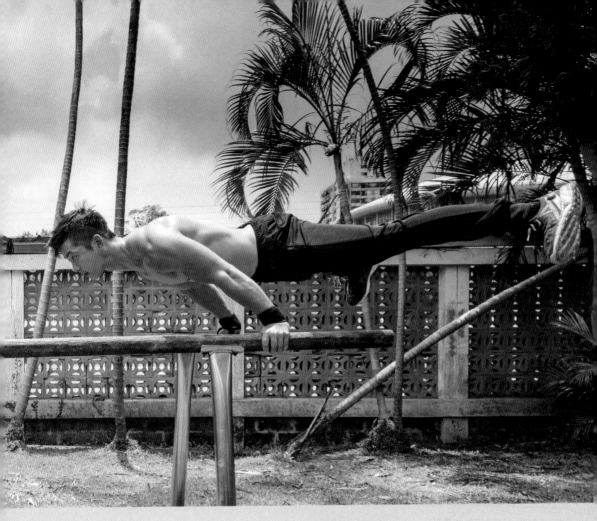

主要訓練肌群

俄式伏地挺身就是只靠雙手支撐身體做伏地挺身，但是動作推起下放時，整個身體都離開地面並與地面保持平行，要完美達成這個動作不只需要強大的肩部及核心肌群，同時還需要鍛鍊身體平衡，是一種全身性綜合力量及協調性的展現。

核心肌群
`3`

背部肌群
`2`

肩部肌群
`3.5`

胸部肌群（上胸）
`2`

手臂肌群（肱三頭肌）
`2`

＊此圖數字為比較數值，範圍從0～4，數字越大表示該肌群用到越多。

循序漸進達成俄式伏地挺身：
強大的力量從基本開始

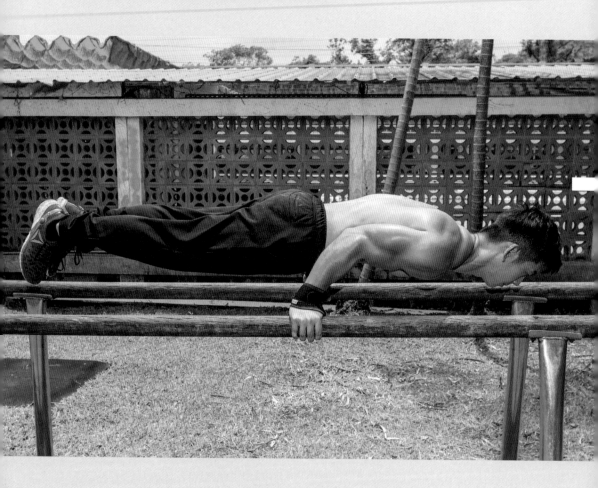

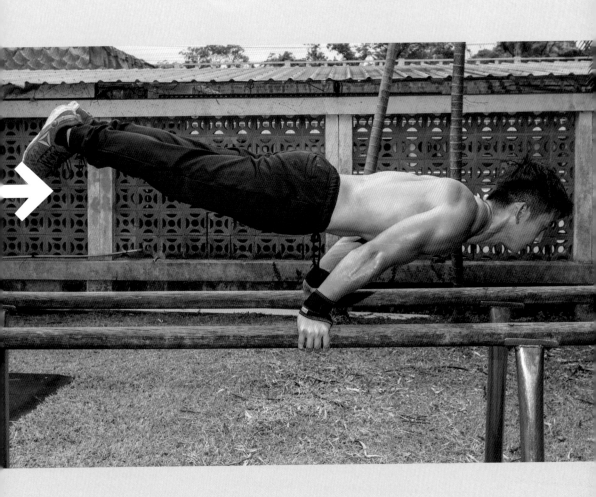

俄式伏地挺身動作分解圖

為了完成俄式伏地挺身，最需要加強的便是前三角肌、胸肌及整個核心肌群。此外，由於俄式伏地挺身是街健五大神技公認最困難的一種，所以基本動作的進階變化也會比其他動作多，建議循序漸進的訓練。

Step1　一般型伏地挺身

01 以臥姿開始，雙手比肩稍寬，雙腳併攏，上臂和身體夾角小於 45 度。

02 在出力時吐氣推起身體直到雙臂完全伸展，接著吸氣且彎曲雙臂直到胸部幾乎碰到地面。

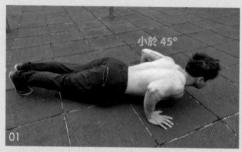
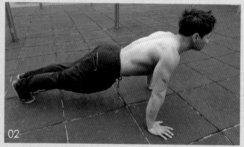

注意：運動過程中上臂和身體應維持在固定小於 45 度角左右，角度太大肩膀容易受傷。

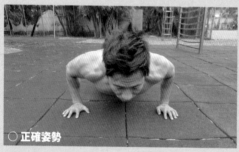
○ 正確姿勢

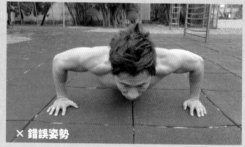
✕ 錯誤姿勢

POINT

1. 吸氣，雙臂下至肩膀高度低於手肘。
2. 吐氣，手肘打直，推至最高點時，微微將背拱起，對於訓練肋間肌更有效果。
3. 在整個運動過程中核心出力，保持肩、腰、臀、腿呈一直線，勿塌腰。

主要訓練肌群圖

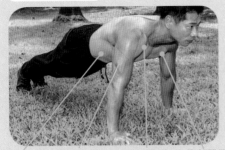

核心肌群　手臂肌群　　肩部肌群　　胸部肌群
　　　　　(肱三頭肌)　(前三角肌)　　(中胸)

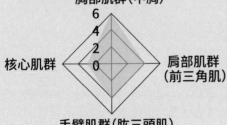

胸部肌群(中胸)
6
4
2
0
核心肌群 ◇ 肩部肌群
(前三角肌)
手臂肌群(肱三頭肌)

＊圖內數字為比較數值，範圍從0～6，數字越大
　表示該肌群用到越多。

訓練目標
初學者：一組需做到標準 10 ～ 15 下以上
中階者：一組需做到標準 15 ～ 30 下以上
進階者：一組需做到標準 30 ～ 45 下以上

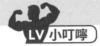

LV 小叮嚀

伏地挺身可說是大部分人一開始進
行自身體重訓練時，第一個想到並
且接觸的動作。因為強度適中，操
作也簡單，不需要任何器材就可以
隨時隨地執行。也因為如此，其動
作變化式可說是種類最多變的，接
下來會介紹伏地挺身的更初階及更
進階版訓練。

Step1-1　跪姿伏地挺身

01 如一般型伏地挺身，但是雙腳小腿以
下部位自然抬高離開地面。

02 出力時吐氣，推起身體直到雙臂完全
伸展，吸氣且彎曲雙臂至胸部碰到地面。

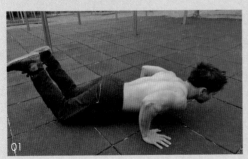

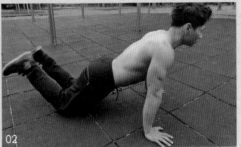

POINT

如同一般型伏地挺身，鍛練部位也相同，但是此動作將自身體重放在雙手及雙膝，
整個下半身縮短，故推起身體時所需抵抗的自身體重阻力便大量減輕，為一般型伏
地挺身的更初階版本。

01 如同一般型伏地挺身，但是雙手放在較高的平台上抬起上半身。

02 出力時吐氣，推起身體直到雙臂完全伸展，接著吸氣且彎曲雙臂直到胸部幾乎碰到高台。

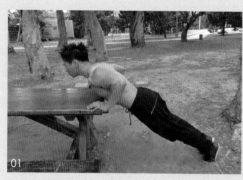

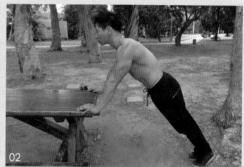

注意： 隨著角度變化，難度會隨之降低，也就是如果支撐的平台越高動作越簡單，可依自己的能力變化高度。當然也可以同時以跪姿進行上斜型伏地挺身，降低難度。

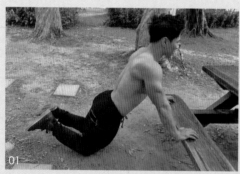

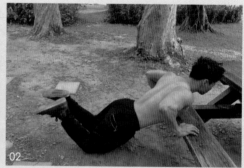

POINT

如同一般型伏地挺身，鍛鍊部位也相同，藉由抬高上半身的伏地挺身動作，將會使更多身體重量順移到下半身，要抵抗的自身體重阻力也減少，為一般型伏地挺身的更初階版本，但由於雙手位置從地面移動到高台上，故訓練時會較強化下胸。

Step1-3　下斜型伏地挺身

01 如同一般型伏地挺身，但是雙腳放在較高的平台上抬起下半身。

02 出力時吐氣，推起身體到雙臂完全伸展，吸氣時彎曲雙臂到胸部幾乎碰到地面。

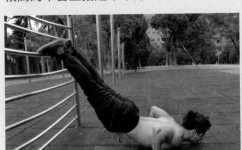

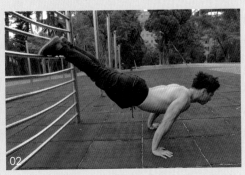

注意： 由於這個動作和上斜式伏地挺身可說是相對動作，隨著角度變化，難度會隨之升高，如果雙腳放置的平台越高，動作會越困難，記得依自己的能力調整高度。

POINT

如同一般型伏地挺身，鍛鍊部位也相同，但是和上斜式伏地挺身恰好相反，這個動作是抬高下半身，使更多的身體重量順移到上半身，要抵抗的自身體重阻力也隨之增加，故為一般型伏地挺身的更高階版本。由於雙腳從地面移動到高台上，故較強化上胸的鍛鍊，恰好和上斜式伏地挺身相反。

Step1-4　寬型伏地挺身

01 以臥姿動作開始，雙手距離為肩寬1.5～2倍，雙腳併攏且上臂和身體夾角大於45度。

02 出力時吐氣，推起身體直到雙臂完全伸展，接著吸氣且彎曲雙臂直到胸部幾乎碰到地面。

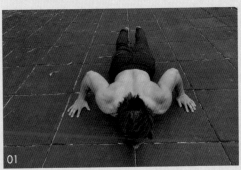

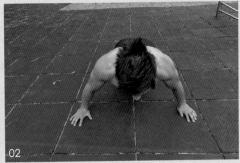

注意： 由於雙手距離較遠，更要特別注意執行時兩手手肘往後移動，而不是往外，否則有可能造成肩部壓力過大。此外，如果在動作進行時覺得肩部壓力過大，可以將手掌向外旋轉，此舉有助減輕壓力（如右圖所示）。

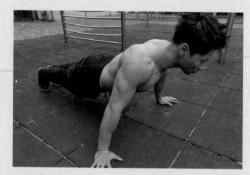

POINT

如同一般型伏地挺身，鍛鍊的部位也相同，但由於雙手的位置，故訓練時會更強化胸部訓練。

Step1-5　窄型（心型）伏地挺身

01 以臥姿開始，雙手在胸部下方。雙手的拇指及食指端點需接觸在一起如同心型，雙腳併攏且上臂和身體夾角接近 0 度。

02 出力時吐氣，推起身體直到雙臂完全伸展，接著吸氣且彎曲雙臂直到胸部幾乎碰到地面。

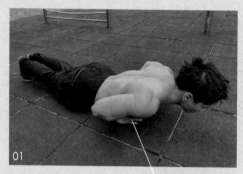
01

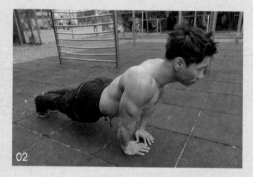
02

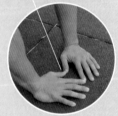

POINT

如同一般型伏地挺身，鍛鍊的部位也相同，但由於雙手位置，訓練時會更強化手臂的三頭肌鍛鍊。

Step1-6　蝦型伏地挺身

01 從一般型伏地挺身起始位置開始。抬起臀部且移動雙腳直到雙臂位置在頭部之上。保持雙臂、背部及雙腿皆直挺時，頭頂面向地面。

02 吸氣並下放手肘使頭頂幾乎碰到地面，吐氣推起上半身直到雙臂完全伸展。

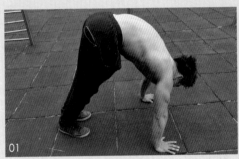

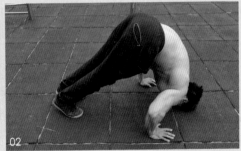

POINT

如同一般型伏地挺身，鍛鍊的部位也相同，但由於雙手雙腳的位置，此訓練主要在加強手臂的前三角肌及胸部肌群的上胸。在初始動作姿勢時，要注意手臂與身體呈一直線，臀腿呈一直線，身體呈倒 V 姿態。此外，若要增加動作難度，可移動雙腿靠近雙手擺放位置，注意雙腿依舊不彎曲。

Step1-7　印度型伏地挺身

01 如同蝦型伏地挺身的初始動作。

02 ～ 04 吸氣下放手肘使頭頂幾乎碰觸地面，當頭部貼近地面往前移動時就開始伸展臀部，直到身體伸直，頭往上抬且背部呈現弓形。當雙臂完全伸直且背部呈現弓形時吐氣，最後抬起臀部且下放肩膀回到初始位置。

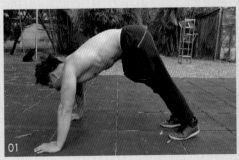

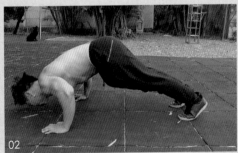

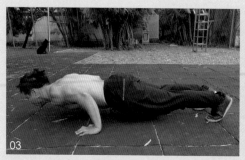 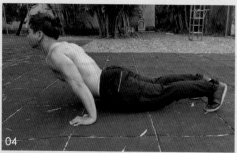

注意：這個訓練動作需要緩慢且順暢的完成，如果因為柔軟度不足，可以分腿做以增加穩定性。此動作可加強上斜方肌、肱三頭肌、前三角肌，同時也如同瑜伽，幫助身體和思維的連結。

POINT

1. 初始動作時，手臂與身體呈一直線，臀腿也呈一直線，身體呈倒 V。
2. 吸氣時身體貼近地面順勢向前，直到身體與地面平行。
3. 手臂出力將身體沿著水平面推回至倒 V。

Step1-8　倒立伏地挺身

① 雙手貼地面且靠近牆壁，略寬於肩寬。利用踢倒立使身體靠牆保持直挺，雙臂及雙腿同時完整伸展。

② 吸氣並下放手肘使頭頂幾乎碰到地面，吐氣推起上半身直到雙臂完全伸展。

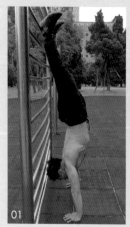 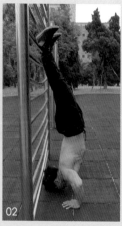 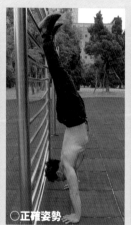 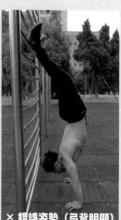

○正確姿勢　　　✕ 錯誤姿勢（弓背明顯）

POINT

如同蝦型伏地挺身，在初始動作時，雙臂和身體盡量呈一直線，請勿嚴重弓背。在整個運動過程中，身體皆保持直挺，且視線往前看而非往下，才不至於弓背及失去平衡。此訓練幾乎會將自身全部體重加諸在肩部及手腕。如果覺得太困難，可先從撐倒立開始。

訓練目標

初學者：一組需做到標準1～5下以上
中階者：一組需做到標準5～10下以上
進階者：一組需做到標準10～15下以上

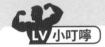

除了以上的伏地挺身相關動作，訓練俄式伏地挺身的基本動作還包括2-1的雙槓撐體，及2-2的偽俄式伏地挺身。利用包含這兩種動作的全部11種伏地挺身，同樣可以達成中階者以上的要求，再進階專項訓練。而這些伏地挺身動作，會因為推起時的手臂與身體夾角以及兩手間的距離，而導致訓練部位及難度的不同，以下為各種伏地挺身比較統整：

伏地挺身比較統整

推起時手臂與身體夾角角度	舉例動作	訓練部位強度	訓練難度（最高5顆星）
（180度）	倒立伏地挺身	胸部（上胸）／胸部（中胸）／胸部（下胸）／前三角肌／肱三頭肌	★★★★★
（160度）	蝦型伏地挺身 & 印度伏地挺身	胸部（上胸）／胸部（中胸）／胸部（下胸）／前三角肌／肱三頭肌	★★★★

（續下頁）

（接上頁）

推起時手臂與身體夾角角度	舉例動作	訓練部位強度	訓練難度（最高 5 顆星）
（90 度）	下斜伏地挺身	胸部（上胸）、胸部（中胸）、胸部（下胸）、前三角肌、肱三頭肌	★★★
（90~80 度）	一般伏地挺身 & 跪姿伏地挺身	胸部（上胸）、胸部（中胸）、胸部（下胸）、前三角肌、肱三頭肌	★★
（80 度）	上斜伏地挺身	胸部（上胸）、胸部（中胸）、胸部（下胸）、前三角肌、肱三頭肌	★
（0 度）	雙槓撐體	胸部（上胸）、胸部（中胸）、胸部（下胸）、前三角肌、肱三頭肌	★★★★

總結：推起時的手臂與身體夾角角度越大，則訓練部位會越強化上胸及肩部前三角肌；反之若夾角越小，則訓練部位越強化下胸及手臂肱三頭肌。

推起時的雙掌間距	舉例動作	訓練部位強度	訓練難度 （最高 5 顆星）
小於 0.5 倍肩寬	心型 伏地挺身	胸部（上胸）／胸部（中胸）／胸部（下胸）／前三角肌／肱三頭肌	★★★★
1.2 倍肩寬	一般 伏地挺身	胸部（上胸）／胸部（中胸）／胸部（下胸）／前三角肌／肱三頭肌	★★
超過 1.5 倍肩寬	寬型 伏地挺身	胸部（上胸）／胸部（中胸）／胸部（下胸）／前三角肌／肱三頭肌	★★★

總結：推起時的雙掌間距越小，則訓練部位越強化手臂肱三頭肌；反之若雙掌間距越大，則訓練部位越強化胸部肌群及肩部前三角肌。

注意：雙掌距離越寬，越需要將手掌外旋，以避免肩部過度外展造成過大壓力。

切記，以上基本訓練動作請盡量達成中階者的訓練目標，再進入接下來的專攻練習。

專攻俄式伏地挺身的訓練方法：
邁向強者之路

完成前面的基本訓練後，即可擁有能夠完成俄式伏地挺身所需的基本肌力。透過接下來的專項訓練，便能達成你的第一個俄式伏地挺身。由於俄式伏地挺身在五大街健神技中是最難的一招，要練成的時間當然會比較長，但是只要勤奮練習，一定可以學成。

在開始進行專攻訓練方法前，由於俄式伏地挺身為了尋求手體平衡點，故雙手支撐的位置離腰部相當近，所以手腕的壓力很大。為了避免手腕受傷，必須做好手腕暖身，也就是伸展手腕的內外側屈肌。

伸展手腕內側屈肌

1. 如同跪姿伏地挺身的初始動作，但手腕反轉且五指張開貼地。
2. 手腕貼地且手臂打直。
3. 臀部慢慢往後坐，加深延展。
4. 手腕支撐 5 〜 10 秒後，回到初始位置。
5. 以上動作重複 4 次。
6. 同樣動作，改以手背貼地，可以訓練手腕外側屈肌，一樣重複 4 次以上。

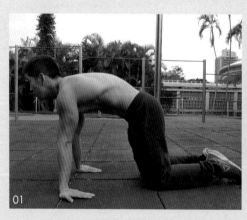

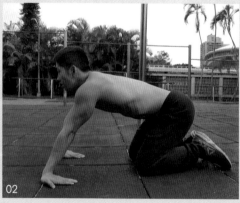

暖身結束後，就正式進入專攻課程吧！ Just go for it！

Lesson1　偽俄式衝肩

01 雙手打直撐地，身體呈拱背姿態，慢慢將重心前移。

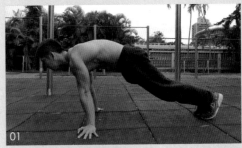

02 往前傾至極限後，穩定維持此前傾姿勢約 5 ～ 10 秒，身體打直並推回。

03 過程中請全程維持手打直及拱背。

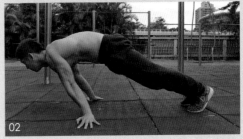

注意：做這個運動最忌沒有拱背，訓練效果會大打折扣，因為肋間會呈現放鬆無力的狀態，而俄挺將下半身提起來的力量就是要靠肋間肌。建議確定抓到拱背的感覺後，再慢慢向前傾，才能達到最大的效果。

Lesson2　靠牆倒立爬行

01 剛開始呈現面牆式倒立（上斜伏地挺身的角度即可）。

02 雙手慢慢往前爬，腳順勢沿著牆壁下滑。爬行至身體與地面平行，且手掌距離不超過肩膀，支撐約 3 ～ 5 秒。

03 向後推回初始的倒立位置。

注意：肩膀角度從倒立到俄挺，肩膀的出力角度從上方一直到身體前方，對於肩膀的穩定度、力量控制都是非常好的訓練，難度也不算太高，對新手而言很好上手。

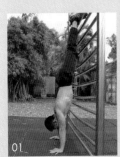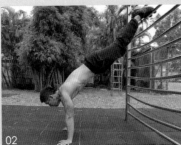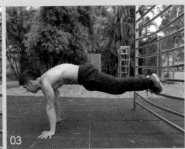

Lesson3　L 型支撐轉換俄挺

01 首先維持 L 型支撐。

02 呈 L 型後快速縮腿，藉由下半身的擺動且核心出力，順勢嘗試俄挺支撐。

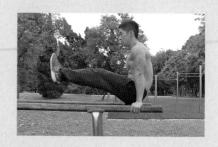

03 出力嘗試撐住 1 秒後再擺動身體回到 L 型支撐姿勢，重複這樣的轉換。

04 依個人肌力調整難度，難度由低至高可分：團身、單腿、分腿、併腿（如下圖）。

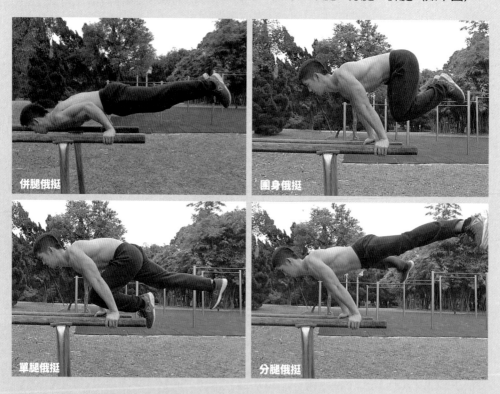

併腿俄挺　　　團身俄挺　　　單腿俄挺　　　分腿俄挺

注意：建議利用如圖所示的簡易雙槓（或是用兩張椅子）來執行，一方面是利用高度在動作轉換時，不用大動作收腿，故可減少所需要的核心力量，藉由大幅度的下半身擺動，更可以借力完成瞬間俄挺支撐，故高度越高越好。另一方面是和手掌在地面上支撐相比，以握姿執行可以減輕體重對於手腕的壓力。

Lesson4　俄挺靜態支撐

01 雙臂打直，身體維持拱背姿態。

02 慢慢將重心向前傾，找到平衡點。

03 將腳輕輕離開地面，出力支撐。

04 依個人肌力調整難度，難度由低至高可分為：團身、單腿、分腿、併腿。

注意：這個訓練動作主要是讓你找到俄挺時的重心，知道手要擺放的位置及肩膀的角度。同時也可以增強肩膀的力量，對於訓練俄挺是不可取代的重要運動。

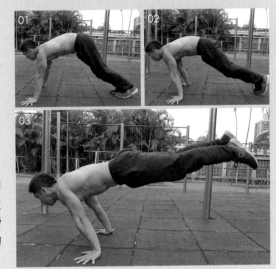

Lesson5　俄式伏地挺身

01 初始動作為俄式支撐。

02 身體背部維持與地面平行，身體下至肩膀高度低於手肘。

03 推時將雙手肘推直，再回到原本的俄挺支撐。

04 可依個人肌力調整難度，難度由低至高可分為：團身、單腿、分腿、併腿。

注意：建議初學者做到團身俄挺伏地挺身就好。做這個運動時，重點是在最高點短暫的支撐。畢竟俄挺主要是靜態動作，動態訓練目的是增加肌肉量及肌力。而學習一個動作最重要的還是肌群間的互相合作，所以要多加強支撐的部分。

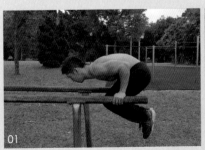
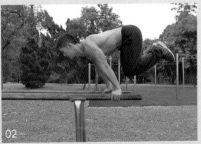

專攻俄式伏地挺身的訓練菜單及常見錯誤

懂方法後，就按表操課直接登上強者之巔吧！前面已介紹基本的訓練及專攻技巧，最後要藉由 L.V 的長年街健訓練經驗法則，整理出一套訓練菜單，以及 L.V 在觀察各初學者的訓練所歸納出的常見錯誤，透過菜單訓練並避免錯誤，必定能讓你練成街健五大神技之一——俄式伏地挺身。

建議訓練菜單

● 初階者（完全做不到任何俄挺者）：
伏地挺身 10～15 下 ×3～5 組，組間休息 90 秒
印度伏地挺身 8～12 下 ×3～5 組，組間休息 90 秒
團身俄挺嘗試 5～10 下 ×5 組，組間休息 90～180 秒

● 中階者（可支撐團身俄挺者）：
偽俄式伏地挺身 10～15 下 ×3～5 組，組間休息 90～120 秒
倒立伏地挺身 10～15 下 ×3～5 組，組間休息 90～120 秒
雙槓撐體 12～20 下 ×3～5 組，組間休息 90～120 秒
偽俄式衝肩（向前傾至極限後，推回原點算一下）5～10 下 ×3～5 組，組間休息 180 秒

靠牆倒立爬行 5～8 下 ×3～5 組，組間休息 180 秒

● 進階者（可支撐單腳俄挺者）：
偽俄式伏地挺身 15～20 下 ×3～5 組，組間休息 90～120 秒
靠牆倒立伏地挺身 8～15 下 ×3～5 組，組間休息 90～180 秒
偽俄式衝肩 8～15 下 ×3～5 組 × 組間休息 180 秒
L 型支撐轉換俄挺 5～8 下 ×3～5 組，組間休息 180 秒
靜態支撐（能撐多久就撐多久）一組連續 3 次 ×3 組，組間休息 180 秒
靠牆倒立爬 5～8 下 ×3～5 組，組間休息 180 秒

俄式伏地挺身常見錯誤

✗錯誤示範 1：做偽俄式伏地挺身（或支撐）訓練及俄挺支撐時，最常見的錯誤就是沒有維持拱背姿勢。若未維持拱背狀態會非常不容易做到俄挺，因為拱背所用到的前鋸肌、肋間肌，在俄挺這個動作裡是負責將身體撐離地面，所以，切記要維持拱背姿勢。

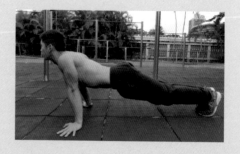

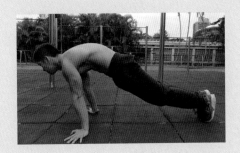

✕錯誤示範2：做偽俄式伏地挺身另一個常見錯誤是，推至高點沒有維持傾斜角度。若沒有維持身體前傾的角度，在做伏地挺身推至最高點時，前三角肌會呈現放鬆休息的狀態，訓練效果就沒有一直維持角度來得這麼好。

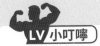

再次強調，俄式伏地挺身是街健五大神技難度最高的一種，要從分腿型俄式伏地挺身進階到併腿型俄式伏地挺身，即使是擁有長期訓練資歷的街健運動者，都需要花大量時間苦練，切勿操之過急，加強訓練的強度及時間，此神技必能成為囊中之物。

同場現技加映
超神技！選手級夢幻動作：俄挺漫步

俄挺漫步其實就是倒立加上俄挺支撐的連接動作，將整個靜態力量的控制，透過漫步的動態表現呈現，這個夢幻動作若是再搭配上音樂，肯定會是令人為之瘋狂且超吸晴的炫技秀。

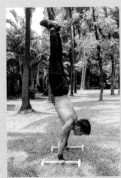
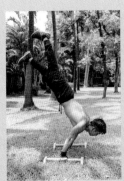
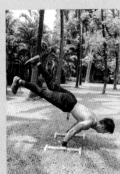
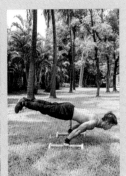

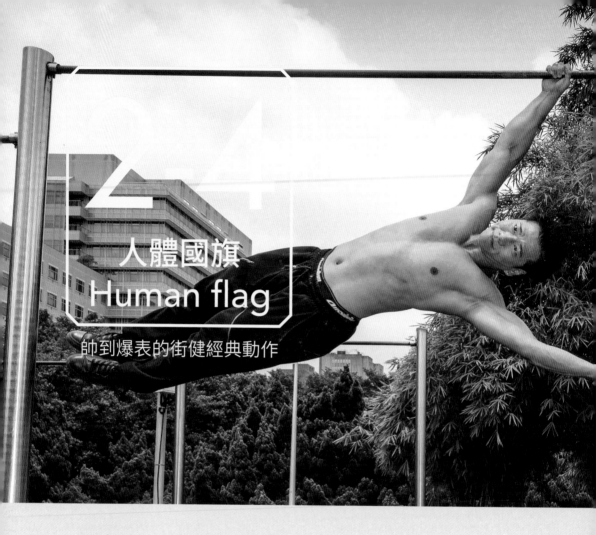

24

人體國旗
Human flag

帥到爆表的街健經典動作

話説，近來只要是有在練的人，無論男女，幾乎都流行只抓住桿子，然後整個側身平行地面的定格拍照姿勢，真的是帥到爆表！

確實很炫，之所以流行起來，也是因為街健盛行的緣故，這個動作的正確名稱為「人體國旗」，若説是街健最吸睛的動作，一點都不爲過！

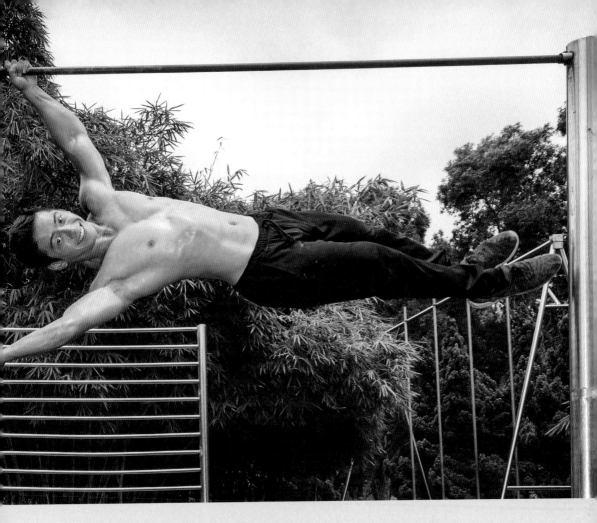

人體國旗顧名思義，就是完成動作時，只用雙手握緊直槓（或梯狀槓），整個側身離開且平行地面，就好像旗桿上的國旗一樣。完成這動作除了需要一些技巧外，動作的穩定度、水平程度及支撐的時間，取決於整體的核心力量。

主要訓練肌群

核心肌群
3.5

手臂肌群(肱三頭肌)
2

肩部肌群
2.5

前 臂
2

*此圖數字為比較數值，範圍從0～4，數字越大表示該肌群用到越多。

循序漸進達成人體國旗：
強大的力量從基本開始

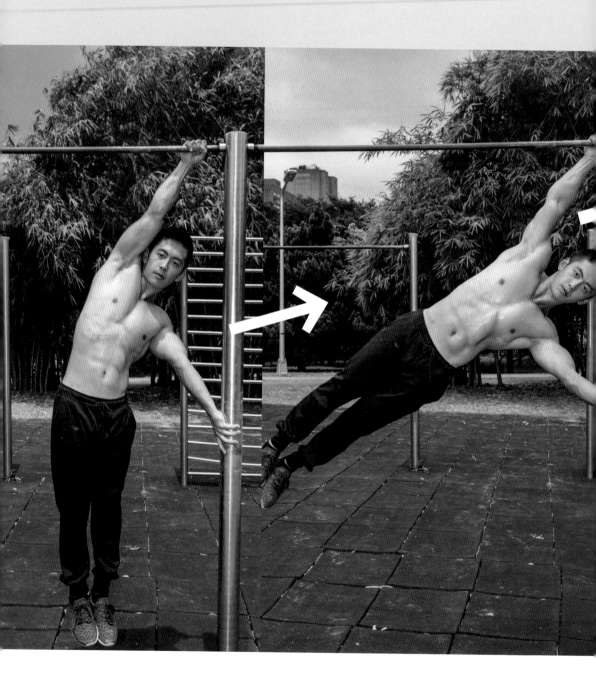

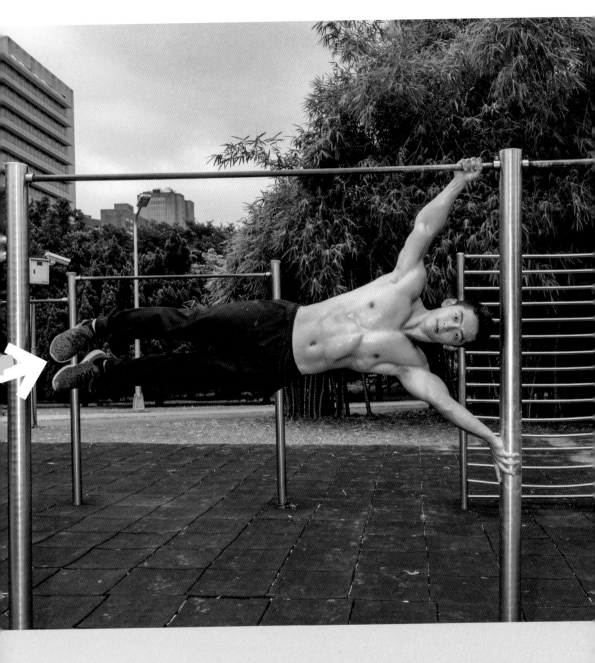

人體國旗連續動作分解圖

與人體國旗這個動作最相關的肌群，就是核心肌群，而核心肌群的訓練，建議直接從 2-2 章前後水平開始學習即可，在此補充兩個加強側腹的動作，其他肩部肌群及手臂肌群的強化，同樣也可以參考 2-1 暴力上槓及 2-3 俄式伏地挺身來學習。

Step1　側棒式撐體

01 身體轉向右邊，左手前臂平放於地上，左腳側邊與地面接觸，且雙腳併攏。（以下範例為左側腹訓練，相反則為右側腹訓練。）

02 吐氣，側腹撐起身體，直到整個側身保持一直線，控制呼吸，持續維持此動作。

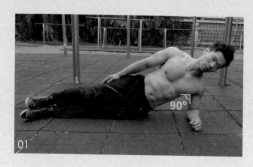
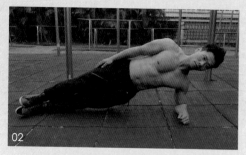

POINT

1. 初始動作時，手臂與身體呈 90 度左右。
2. 支撐時，挺胸收腹，整個側身保持穩定一直線。
3. 沒有支撐的手可以舉高，也可以緊貼大腿。

訓練目標

初學者：一組需做到標準 0 ～ 30 秒以上
中階者：一組需做到標準 30 ～ 60 秒以上
進階者：一組需做到標準 60 ～ 120 秒以上

LV 小叮嚀

棒式及側棒式運動都是一種等長核心訓練動作，主要以執行時間長短作為難度區分。但如果可以一次撐到 2 分鐘以上，就不建議再拉長紀錄。其實最好的訓練方式，是搭配幾組不同的核心訓練，最後一組再放入棒式或側棒式的等長訓練，才是有效且不浪費時間的方式。

主要訓練肌群圖

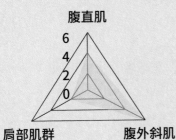

腹直肌

6
4
2
0

肩部肌群　　　　腹外斜肌

＊圖內數字為比較數值，範圍從0～6，
　數字越大表示該肌群用到越多。

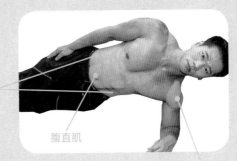

腹外斜肌

腹直肌

肩部肌群

[**Step1-1 側臥起坐**]

❶ 左手平放地面，身體轉向右邊平躺，雙腳往地面大約 30 度的地方伸直且併攏，右手則放於頭部後方（以下範例為右側腹訓練，相反則為左側腹訓練）

❷ 吐氣抬起雙腿並轉動身體，使雙腿膝蓋部位輕碰手肘。

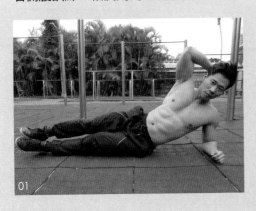

01

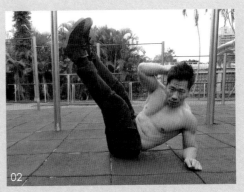

02

> **POINT**

1. 動作如同一般的仰臥起坐，只是現在是斜向執行。
2. 下半身柔軟度若不好，可以彎腿執行。
3. 整個運動過程中身體盡量穩住不晃動借力。

訓練目標

初學者：一組需做到標準 0 ～ 10 下以上

中階者：一組需做到標準 10 ～ 25 下以上

進階者：一組需做到標準 25 ～ 40 下以上

專攻人體國旗的訓練方法：
邁向強者之路

初學人體國旗時，核心力量其實是其次，主要還是技巧，以下就是專攻的方式。

Lesson1　環抱式人旗

01 上手利用腋下夾緊直槓，下手利用手肘支撐。姿勢就定位後，上手用力向下夾，下手則出力將身體推起。動作難度由低至高可分為團身、單腿、分腿、併腿。

02 支撐時核心持續出力。這與人體國旗的出力方式相似度很高，但因為力矩較短，力量要求相對較低。對於初學人體國旗者來說，算是很好抓感覺的訓練方式。

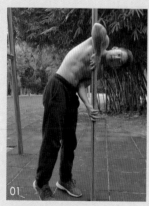 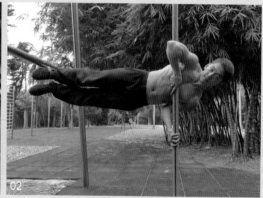

Lesson2　人體國旗慢降

01 雙手緊握單槓，雙腳蹬地讓身體呈倒立狀態。

02 緩慢控制將身體下放。下手支撐住，上手需要慢慢增加拉的力量。

03 依照動作難度可分為：團身、單腿、分腿、併腿。

注意：建議新手使用梯子槓。先想辦法讓身體呈倒立狀態，下放過程注意下手打直頂住別彎曲，上手想辦法拉住，慢慢將身體放下。初學者建議採團身或單腿姿勢訓練。

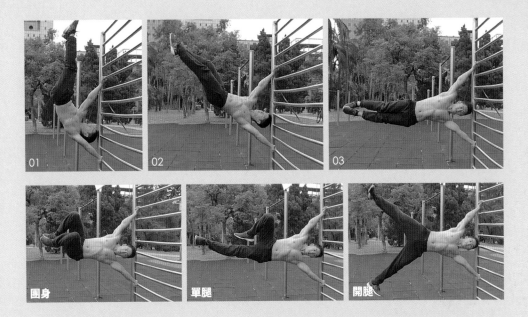

01

02

03

團身

單腿

開腿

Lesson3　人體國旗推撐

01 找一根高度夠高的單槓，雙腳離地，一手握單槓另一手推柱子。

02 下手出力將身體推平呈人體旗竿姿態。

03 緩慢下放至原先起始位置。動作難度由低至高可分為：團身、單腿、分腿、併腿。

注意：如果說人體國旗慢降是針對上手拉力來做訓練，推撐就是加強下手推力。上手離柱子越遠，下手需推的距離也變小，難度便減低。故除了雙腿的變化會影響動作難度，上手距離柱子的距離，也是影響難度變化的因素。

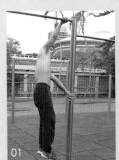

01

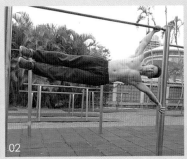

02

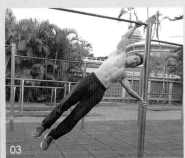

03

超神技！選手級夢幻動作：
人體國旗引體向上

此動作也就是在人體國旗支撐後，再做引體向上。可說是五大夢幻動作中最容易上手的，但也是最讓一般人覺得神奇的動作，一般來說只要人體國旗可以平穩支撐 10 秒以上者，就儘管大膽嘗試吧！

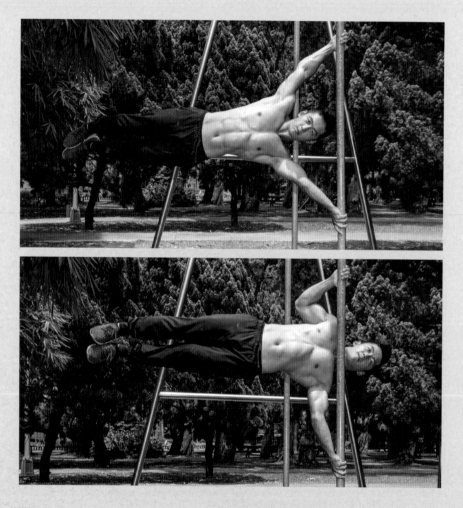

專攻人體國旗的訓練菜單
及常見錯誤

懂方法後，就按表操課直接登上強者之巔吧！

前面已介紹基本的訓練及技巧專攻，最後就是透過 L.V 長年街健訓練經驗法則，整理出一套訓練菜單，以及 L.V 在觀察各初學者的訓練所歸納出的常見錯誤，透過菜單訓練並避免錯誤，必定能練成街健五大神技之一——人體國旗。

建議訓練菜單
● 初學者（完全做不到人體國旗及環抱式人旗者）：
　　引體向上 5 ～ 8 下 ×3 ～ 5 組，組間休息 90 ～ 120 秒
　　伏地挺身 8 ～ 12 下 ×3 ～ 5 組，組間休息 90 ～ 120 秒
　　側棒式 一邊做 20 秒 ×3 ～ 5 組，組間休息 60 秒

● 中階者（可做到環抱式人旗及人體國旗慢降者）：
　　引體向上 10 ～ 15 下 ×3 ～ 5 組，組間休息 90 ～ 120 秒
　　偽俄式伏地挺身 10 ～ 15 下 ×3 ～ 5 組，組間休息 90 ～ 120 秒
　　雙槓撐體 15 ～ 20 下 ×3 ～ 5 組，組間休息 90 ～ 120 秒
　　側臥起坐 10 ～ 15 下 ×3 ～ 5 組，組間休息 60 ～ 90 秒
　　環抱式人旗上舉 3 ～ 5 下 ×3 ～ 5 組，組間休息 180 秒

● 進階者：
　　引體向上 12 ～ 18 下 ×3 ～ 5 組，組間休息 90 ～ 120 秒
　　靠牆倒立伏地挺身 12 ～ 18 下 ×3 ～ 5 組，組間休息 120 ～ 180 秒
　　人體國旗推撐 5 ～ 8 下 ×3 ～ 5 組，組間休息 180 秒
　　人體國旗慢降 5 ～ 8 下 ×3 ～ 5 組，組間休息 180 秒

一開始在訓練人體國旗時，請注意支撐手（也就是下面握槓的那隻手）的握法。一般來說，都是強調反握，其好處是更容易支撐，也不容易造成手腕傷害。且反握絕對比正握支撐飄揚更久！

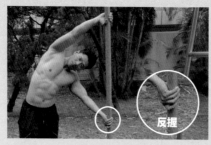 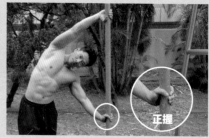

此外，就我個人及街健朋友的訓練經驗，在樓梯槓（如右圖）上平行握練習人體國旗，會比在直槓上練習容易，所以不妨選擇不同的器材練習看看。

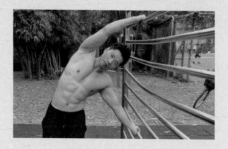

剛開始利用直杆練習時，會發現身體無法控制地轉動。原因在於上手與下手跟身體呈現的角度沒達到平衡，若身體重心與旗杆垂直，就會造成轉動。改用虛握法，可以改變上手支撐的位置與重心，比較不會發生轉動的狀況。另外也可以多練習人體國旗慢降，學會控制上下肩胛骨的協調性，慢慢抓到平衡感，就可以克服這個窘況囉！

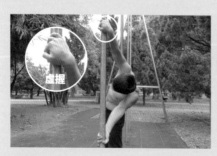 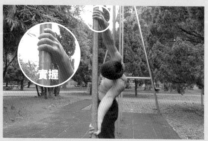

進階四動作示範說明：團身、單腿、分腿及併腿

街頭健身五大神技中，除了暴力上槓之外，其他都是靜態支撐的動作。而幾乎所有街頭健身運動員在剛開始訓練時，都會利用四～五個動作變化，來當作是否進步的依據。以俄挺為例，這四種姿勢變化由簡單至困難分別如下圖示範：

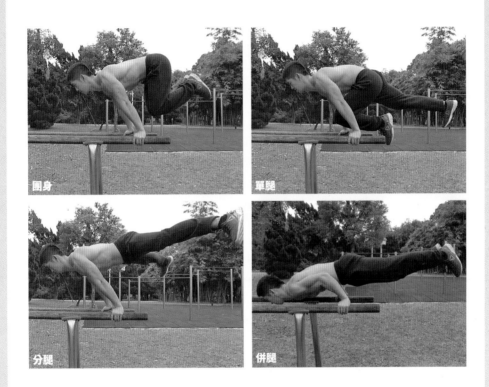

為什麼腿的姿勢變化會造成難度上的差異呢？

把身體想像成天平，肩膀是支點。當腿部越向外延伸，代表下肢的力矩增加，負荷也越大，如此一來各種姿勢變化，就會造成不同難度差異。初學者嘗試做這樣的支撐時，建議循序漸進從簡單的團身開始，較能避免受傷喔！

第 3 章 ————

高難度
街健神技

五大神技外的進階訓練

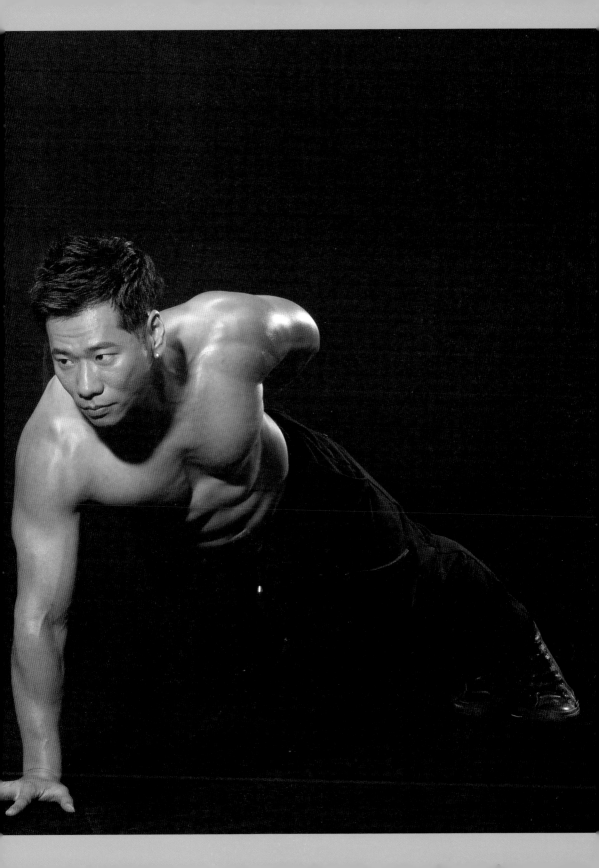

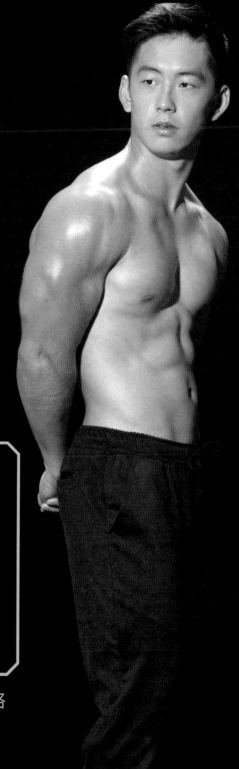

3-1
推式訓練動作

練出厚實胸肌的精壯體格

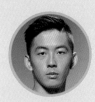

街頭健身的五大神技動作前面第 2 章都已經介紹講解完
畢,但是這並不代表街頭健身就只有這五種動作而已。
事實上街頭健身的領域無遠弗屆,不同的動作就代表不
同的訓練強度,本章將教導大家除了五大神技以外,其
他對於訓練肌肉肥大及增強力量都相當有效的高難度進
階訓練。

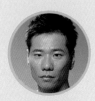

本章將高難度動作分為四大部分:推式訓練動作、拉式
訓練動作、核心訓練動作及下半身訓練動作,由淺入深
一一介紹。

移動你的懶屁股,Just do it!

一般人最熟悉的推式訓練動作便是伏地挺身,以下的高難度動
作,都可說是此動作的變化型。前面第 2 章的暴力上槓、俄式
挺身,也都和推式訓練動作有關。

主要訓練肌群圖

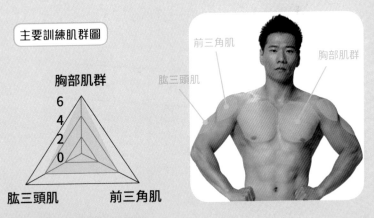

胸部肌群

6
4
2
0

肱三頭肌　　　　前三角肌

前三角肌
胸部肌群
肱三頭肌

*圖內數字為比較數值,範圍從0〜6,
　數字越大表示該肌群用到越多。

手指伏地挺身 難度：★☆☆

手指伏地挺身如同前面所提的一般式伏地挺身，但是這裡必須藉由彎曲手指抬高手掌，將體重放在雙手手指上。這個動作可以加強訓練前臂與手掌肌肉，因為控制手指關節的肌肉在此兩處。

注意： 一開始訓練時如果神經還未習慣，手指角度太直，容易造成手指疼痛，可以調整角度，隨著神經的適應而漸入佳境。

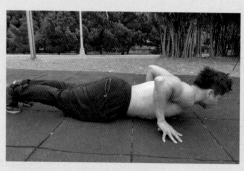
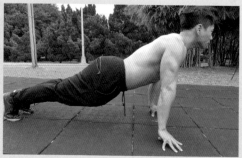

訓練目標
初學者：一組需做到標準 10 ～ 15 下以上
中階者：一組需做到標準 15 ～ 30 下以上
進階者：一組需做到標準 30 ～ 45 下以上

Step2 **單腿伏地挺身** 難度：★☆☆

如一般式伏地挺身，除了須抬起單腿離地，此方式順移更多重量到上半身，增加伏地挺身的難度，為了保持穩定需要用到核心肌群。每組都可輪流換不同腳開始，或每組訓練到一半次數時換腳繼續。

訓練目標
初學者：一組需做到標準 10 ～ 15 下以上
中階者：一組需做到標準 15 ～ 30 下以上
進階者：一組需做到標準 30 ～ 45 下以上

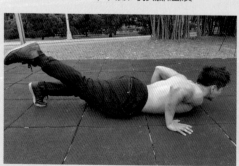
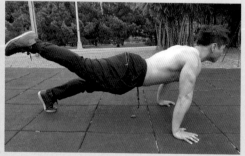

Step3 打字機伏地挺身 難度：★★☆

01 以寬型伏地挺身開始，雙手比肩寬且手指朝外，雙腳併攏，手肘向外。

02 ～ 03 手臂彎曲並慢慢滑動身體到另一隻手臂處，直到相對的另一隻手臂可完全伸展，在上一個動作結束時吐氣，接著再吸氣且滑動身體到另一隻手臂，在上一個動作結束時吐氣。

注意： 此動作包含了等長及等張訓練，胸部貼近地面滑動時即為等長訓練（肌肉長度不變，有持續出力的狀態），而手臂下降及推撐階段都為等張訓練（肌肉長度改變，而張力不變的狀態）。

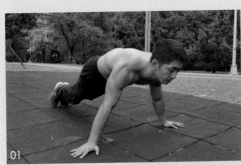

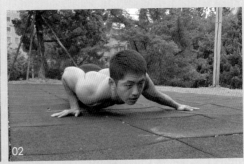

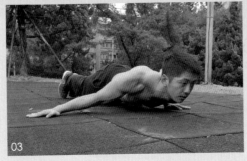

POINT

1. 吸氣且身體往單邊手臂下壓，直到相對的另一隻手臂可完全伸展。
2. 接著滑動身體至另一隻手臂，直到相對的另一隻手臂完全伸展，再吐氣伸直手臂，回到初始位置。
3. 滑動時胸部皆貼近地面。

訓練目標

初學者：一組需做到標準 5 ～ 15 下以上
中階者：一組需做到標準 15 ～ 25 下以上
進階者：一組需做到標準 25 ～ 35 下以上

分離式伏地挺身 難度：★★☆

01 以臥姿動作開始，一手比肩稍寬，另一手則往前延伸放置在有高度的平台上，雙腳併攏。

02 推起身體，直到雙臂可完全伸直，在推起動作結束時吐氣，接著吸氣且彎曲較低的那隻手臂直到胸部幾乎碰到地面。

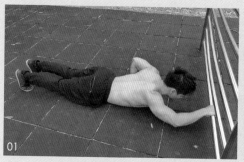
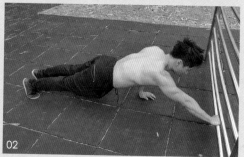

注意： 若要調整難度，可以嘗試完全延伸伸直放置在有高度平台的那隻手，即完全以低手來推起身體。此動作可以看成是完成單臂伏地挺身的前置動作。

POINT

1. 在整個運動過程中身體及伸高的手臂都必須保持挺直。
2. 此訓練的主要部位如同一般型伏地挺身，但是此方式會使低手推起時的阻力增加，故可以強化單邊訓練，另外可以在每一組結束後換手實施。

訓練目標

初學者：一組需做到標準 5～10 下以上
中階者：一組需做到標準 10～15 下以上
進階者：一組需做到標準 15～25 下以上

單臂伏地挺身 難度：★★★

01 以臥姿動作開始，一隻手置放於胸部右下方且手肘向後，另一隻手放於背後。雙腳可以分開保持身體穩定。

02 推起身體直到單臂完全伸展，在推起動作結束時吐氣，吸氣且下放單臂直到胸部幾乎碰到地面。

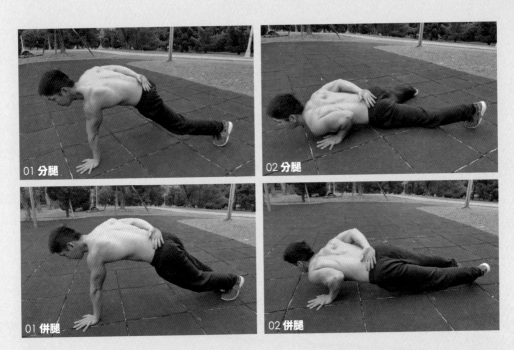

注意：若想挑戰更高難度，可以嘗試雙腿併攏，此動作需要極大的核心穩定度及單臂的力量。

POINT

在整個運動過程中，如果身體不穩定，可以透過雙腳打開的角度輔助（打開角度越大，動作過程越穩定）每下都可以輪流換手。

訓練目標
初學者：一組需做到標準 5 ～ 10 下以上
中階者：一組需做到標準 10 ～ 15 下以上
進階者：一組需做到標準 15 ～ 25 下以上

Step6　爆發力伏地挺身

爆發力伏地挺身迫使身體觸發胸部、肱三頭肌及肩部中的快速收縮肌纖維，這些肌纖維對於獲得真正的力量有極大的潛力。進行爆發力伏地挺身時，為了避免手腕受傷，必須注意過程中的緩衝行為。爆發力訓練同時也會加強心肺功能及肌耐力。簡言之，爆發力訓練動作要求的是以最大肌力在極短時間內完成訓練動作，最大肌力越大加上完成時間越短，表現出來的爆發力也越大。

Step6-1 拍手伏地挺身 難度：★★☆

01 如同一般型伏地挺身，以臥姿開始，雙手比肩稍寬，雙腳併攏且上臂和身體夾角小於 45 度。

02～03 吐氣並以最快速度推起身體直到雙手離開地面，接著在空中拍擊雙手，當高度下降至胸部幾乎要碰到地面時吸氣。

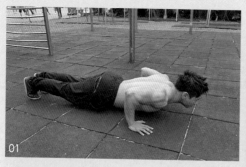

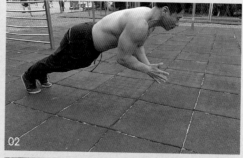

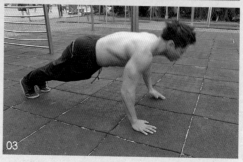

POINT

1. 整個運動過程身體盡量保持挺直。
2. 此訓練主要在於加強和一般伏地挺身相同肌群的爆發力及速度。

訓練目標

初學者：一組需做到標準 1～5 下以上
中階者：一組需做到標準 5～15 下以上
進階者：一組需做到標準 15～30 下以上

Step6-2 開合跳式伏地挺身 難度：★★☆

01 如同心型伏地挺身，以臥姿開始，雙手置於胸部，左右兩手的拇指及食指相互接觸成為一個心型。雙腳併攏且上臂盡可能靠近身體。

02～06 吐氣並以最快的速度推起身體直到雙手雙腳皆離開地面，並在空中將雙手及雙腳伸展到比肩寬（如同雙手打開跳），當高度下降至胸部幾乎要碰到地面時吸氣，接著吐氣並以最快的速度推起身體直到雙手雙腳皆離開地面，最後在空中將雙手及雙腳拉回原本的心型伏地挺身位置（如同雙手合掌跳）。

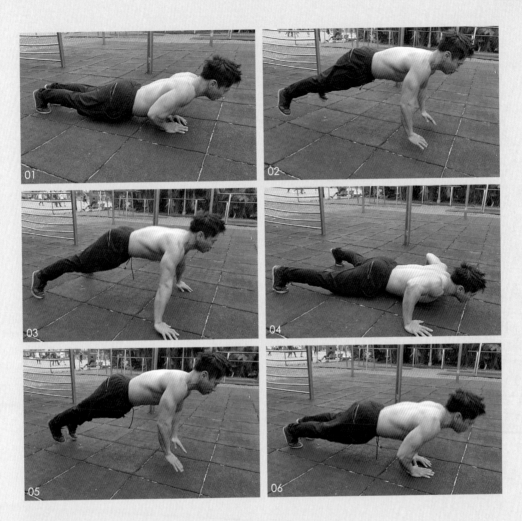

POINT

1. 整個運動過程身體盡量保持挺直，動作如同一般的開合跳。
2. 此訓練主要加強和心型伏地挺身相同肌群的爆發力及速度，因為此動作最困難的地方便是從心型伏地挺身姿勢開始，將身體推起。

訓練目標

初學者：一組需做到標準 1 ～ 5 下以上
中階者：一組需做到標準 5 ～ 15 下以上
進階者：一組需做到標準 15 ～ 30 下以上

Step6-3 飛躍超人伏地挺身　難度：★★★

01 如同一般型伏地挺身。吐氣並以最快速度推起身體，雙手雙腳皆離開地面，將雙臂完全往頭部方向伸展，身體呈一直線，當高度下降至胸部幾乎碰到地面時吸氣。

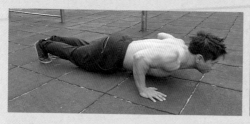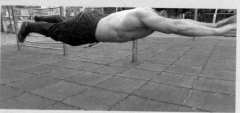

注意： 由於飛躍超人伏地挺身的動作為雙手雙腳在空中皆伸直的狀態，在沒有足夠爆發力前，不建議輕易嘗試。可先從以下簡化動作嘗試。

簡化動作1： 和飛躍超人伏地挺身相同，在推起時，只要雙手往前伸直即可，雙腳仍先不離地。

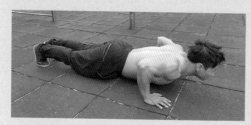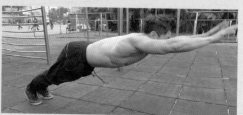

簡化動作2： 此動作也是雙手飛躍超人伏地挺身的簡化版，推起時，只要單手及雙腳往前伸直，留一隻單手在地面。以上兩個動作都有助於克服做飛躍超人伏地挺身的恐懼，同時也藉由這兩個簡化動作，達到身體飛躍時所需的爆發力。整個過程身體盡量保持挺直，此訓練主要加強和一般伏地挺身相同肌群的爆發力及速度。

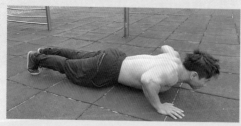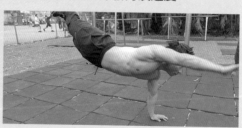

訓練目標

初學者：一組需做到標準 1 ～ 5 下以上
中階者：一組需做到標準 5 ～ 15 下以上
進階者：一組需做到標準 15 ～ 30 下以上

高難度
街健神技

Step7 肘靠式雙槓撐體 難度：★★☆

01 在槓上支撐身體且雙臂接近鎖死，雙腳併攏。身體挺直或在雙槓不夠高而無法以雙腿併直方式運動時，則以膝蓋彎曲，臀部微微抬起兩種方式執行。

02～05 吸氣並緩慢下放身體且手肘慢慢轉向後，下降至上臂和前臂夾角小於90度，往後順移自身體重以致於能夠緩慢使前臂貼緊槓上，往前拉動身體來回至一般型雙槓撐體的最底位置，再垂直推起身體時吐氣且手臂不鎖死。

注意：由於肘靠式雙槓撐體最困難的部分為，需要在肘靠雙槓時把靜止的身體透過爆發力向前推動。而此部分的簡化，即是透過單邊先推起身體的方式進行。

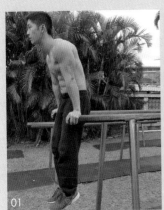

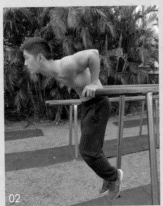

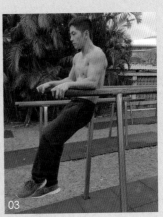

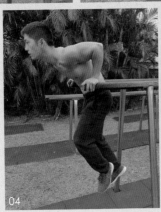

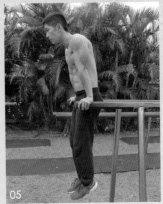

簡化動作：在肘靠時，將一肘從雙槓抬起，再將另一肘從雙槓抬起，兩肘皆順利抬起時，再作撐體。分段進行可大大減少將身體往前推時所需的爆發力。

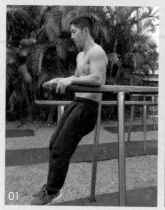 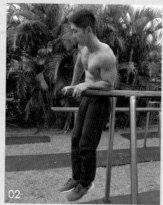 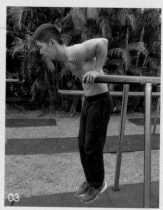

1. 在下放身體直到前臂緊貼雙槓階段時，仍要持續出力，以免前臂大力敲擊雙槓，或在雙槓上滑落而受傷。
2. 此動作的訓練肌群和一般型的雙槓撐體一致，但難度大為提高。

訓練目標
初學者：一組需做到標準 1 ～ 5 下以上
中階者：一組需做到標準 5 ～ 15 下以上
進階者：一組需做到標準 15 ～ 30 下以上

Step8　拍手雙槓撐體 難度：★★★

初始動作：位置如同一般型雙槓臂屈伸。吸氣並緩慢下放身體且手肘慢慢轉向後，吐氣並以最快的速度推起身體，直到雙手離開雙槓並在空中拍擊雙手。

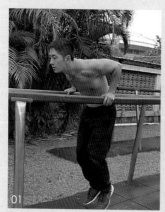 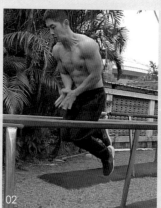 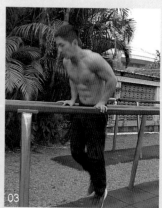

注意：拍手雙槓撐體也有其簡化方式，如下圖 01 ～ 03 所示。此動作和拍手式動作相比，主要簡化部分為，以往前跳躍動作取代拍手動作。

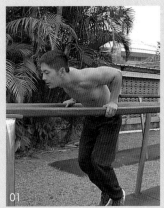

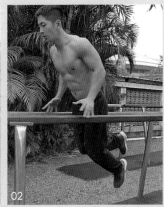

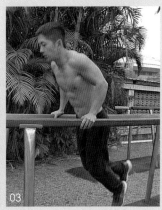

POINT

此訓練主要在加強和一般雙槓撐體相同肌群的爆發力及速度。

訓練目標

初學者：一組需做到標準 1 ～ 5 下以上

中階者：一組需做到標準 5 ～ 15 下以上

進階者：一組需做到標準 15 ～ 30 下以上

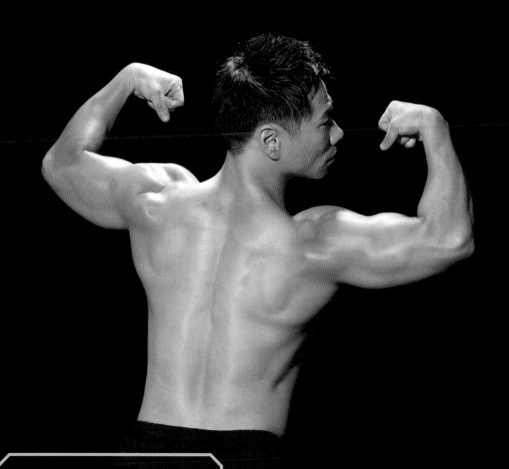

3-2

拉式訓練動作

練出倒三角的真男人魅力體型

一般人最熟悉的拉式訓練動作便是引體向上，以下的高難度動作，都可說是此動作的變化型。前面第 2 章的暴力上槓、前後水平，都和拉式訓練動作有關。

主要訓練肌群圖

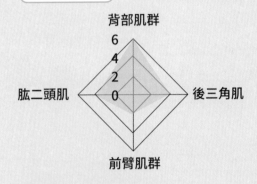

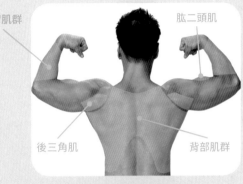

＊圖內數字為比較數值，範圍從0～6，
　數字越大表示該肌群用到越多。

Step1 　**單臂反式划船** 難度：★☆☆

01 在低槓下以躺姿開始，以單手實握抓住單槓，另一手放置在旁。肩膀必須平行於地面。單槓的位置必須高於中胸，保持身體直挺且雙腳併攏。

02 吐氣並用單手將上半身拉近於單槓，直到另一隻手碰到單槓。吸氣並下放身體直到單臂完全伸展。

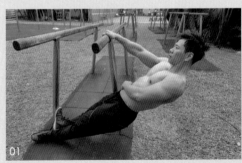

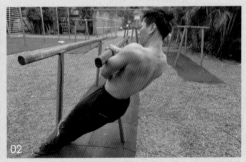

POINT

1. 整個運動過程中，身體皆保持直挺，且完成動作非靠身體搖晃借力達成。
2. 每一組都可以換手執行。此為加強單邊訓練的絕佳動作。
3. 訓練部位如同一般型反式划船。

訓練目標
初學者：一組需做到標準 5 ～ 10 下以上
中階者：一組需做到標準 10 ～ 15 下以上
進階者：一組需做到標準 15 ～ 25 下以上

拉弓式引體向上 難度：★☆☆

⓪1 以實握及寬握方式握住單槓。身體挺直且雙腳併攏。

⓪2 ～ ⓪3 吐氣拉起身體到其中一手方向，吸氣並下放身體直到雙臂完全伸展。下巴高於單槓，相對手臂保持伸直。接著吐氣拉起身體到另外一手方向，下巴高於單槓，相對手臂保持伸直。（之後重複這樣的各別單邊訓練。）

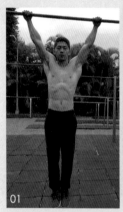
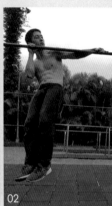
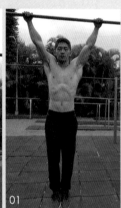
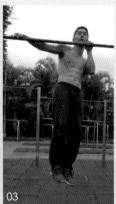

POINT

1. 主要出力為拉的那隻手臂，另一隻手臂只需順勢伸展即可。

2. 對於要進階到高難度的單臂引體向上而言，拉弓式引體向上是絕佳的訓練動作，主要強調單臂出力的概念。

3. 訓練部位皆如同一般型引體向上。

訓練目標

初學者：一組需做到標準 1 ～ 5 下以上

中階者：一組需做到標準 5 ～ 10 下以上

進階者：一組需做到標準 10 ～ 20 下以上

Step3 **打字機引體向上** 難度：★★☆

⓪1 以實握及寬握方式握住單槓。身體挺直且雙腳併攏。

⓪2 ～ ⓪3 吐氣拉起身體到其中一手方向，下巴高於單槓，另一隻手臂保持伸直。吸氣並移動身體到其中一手方向，下巴維持高於單槓，直到另一隻手完全伸展且在動作最後吐氣。換邊重複上述動作。

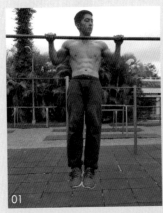
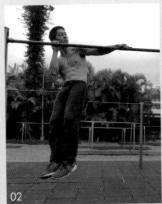
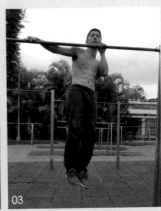

01　02　03

POINT

1. 此動作和拉弓式引體向上的差別在於，此動作多了「等長訓練」，即移動身體到其中一手方向，且下巴維持高於單槓。
2. 訓練部位皆如同一般型引體向上，但同時包含了等長及等張訓練。

訓練目標
初學者：一組需做到標準 1～5 下以上
中階者：一組需做到標準 5～10 下以上
進階者：一組需做到標準 10～20 下以上

Step4 　反式 L 型引體向上　難度：★★★

01 以實握及正握方式握住單槓，雙手略寬於肩。抬起雙腿及上半身，使雙腳方向朝向天空且上半身平行地面，如同一個 L 型。

02 吐氣將上半身拉近於單槓，吸氣下放身體直到雙臂完全伸展。簡化動作為把身體從 L 型固定轉為團身固定，這樣的轉變會減少拉時的阻力，同時也減少核心的出力。

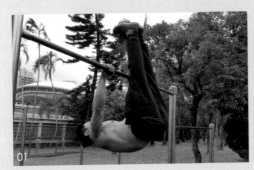
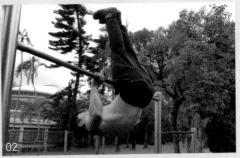

01　02

1. 整個過程中身體皆保持 L 型。因此必須全身繃緊，核心要持續出力。
2. 此動作的訓練肌群和一般型的反式划船一致，但難度非常高。

訓練目標
初學者：一組需做到標準 1 ～ 2 下以上
中階者：一組需做到標準 2 ～ 5 下以上
進階者：一組需做到標準 5 ～ 10 下以上

Step5 　正握反握變換爆發引體向上　難度：★★★

01 如同一般型正握引體向上。

02 ～ 05 吐氣時盡可能透過整體的爆發力越快拉起身體越高越好，到了最高點時改變握法使原本的正握變成反握；吸氣時下放身體直到雙臂完全伸展，接著如同上面步驟，但不停的變換握法。

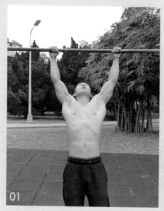
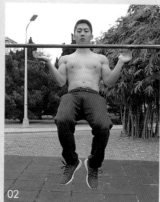
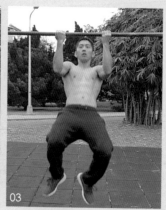
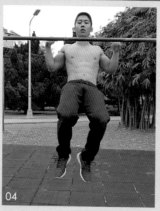
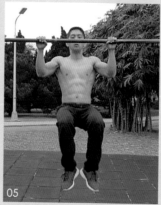

高難度
街健神技

簡化動作：以單手變換即可，一方面仍然有達到爆發力的訓練，另一方面則可以讓練習者習慣這樣的握法變換速度，減低雙手同時變換時的恐懼感（如下圖 01 ～ 03）。

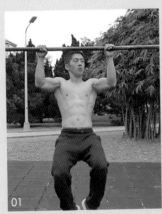
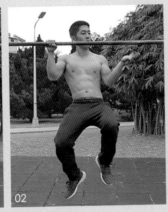
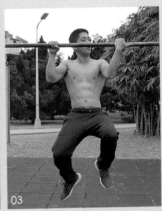

POINT

在整個運動過程中，可以利用雙腿增加些許動力，但身體盡量不晃動。此訓練主要在加強和一般引體向上相同肌群的爆發力及速度。

訓練目標

初學者：一組需做到標準 1 ～ 5 下以上
中階者：一組需做到標準 5 ～ 10 下以上
進階者：一組需做到標準 10 ～ 20 下以上

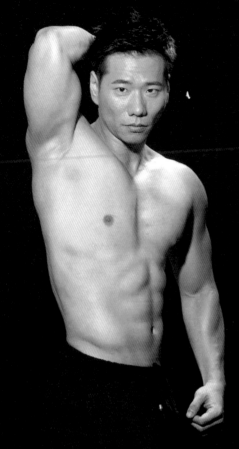
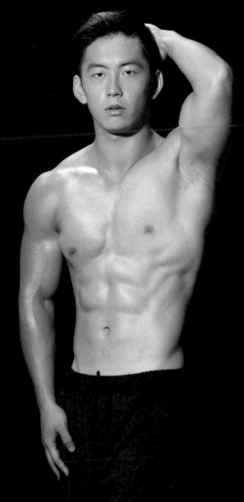

3-3
核心訓練動作

一次擁有六塊肌及人魚線
的性感體態

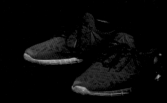

核心訓練動作，在前面第 2 章前後水平及人體國旗已提到很多訓練動作，這裡再補充其他經典動作。

主要訓練肌群圖

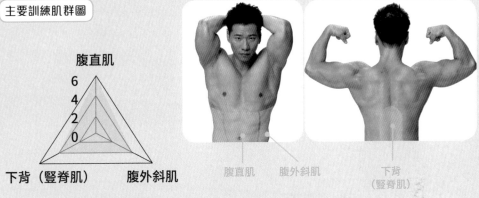

腹直肌
6
4
2
0

下背（豎脊肌）　　腹外斜肌

腹直肌　腹外斜肌　　　下背
　　　　　　　　　　（豎脊肌）

＊圖內數字為比較數值，範圍從0～6，數字越大表示該肌群用到越多。

Step1　捲腹 難度：★☆☆

捲腹是一種最常見的核心訓練動作之一。從平躺在地上開始，一般來說手指放於太陽穴處且膝蓋彎曲，可減少對於背部肌群及脊椎的壓力。

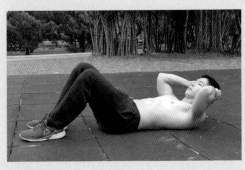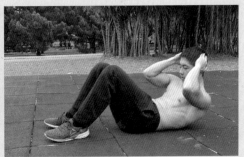

訓練目標
初學者：一組需做到標準 10 ～ 15 下以上
中階者：一組需做到標準 15 ～ 30 下以上
進階者：一組需做到標準 30 ～ 45 下以上

Step2 平板支撐 難度：★☆☆

平板支撐是一種等長核心訓練動作，主要
以執行時間長短作為難度區分。平板運動
主要訓練肌群為下背及腹直肌。一般來
說，平板運動即為利用前臂、手肘及腳趾
來撐起手體，且身體保持直挺。

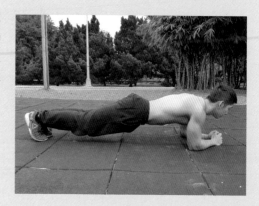

訓練目標
初學者：一組需做到標準 10 ～ 30 秒以上
中階者：一組需做到標準 30 ～ 60 秒以上
進階者：一組需做到標準 60 ～ 120 秒以上

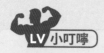
LV 小叮嚀

平板運動雖然是以執行時間長短作為難度區分，但不是撐越久越有效果，最好
的訓練方式，是搭配多樣的等張核心訓練運動，最後一組再利用平板運動結束，
使平板支撐的時間不超過 120 秒，便可達到足夠的訓練效果。

Step3 超人伏地挺身 難度：★★☆

01 以臥姿開始，將雙臂伸展至頭部以上且雙腿併攏。執行者必須在地板上伸展全身，
只有肘部有些許彎曲。

02 吸氣並繃緊核心肌群，只用雙手將身體推離地面，同時吐氣下降身體到靠近初始
位置。

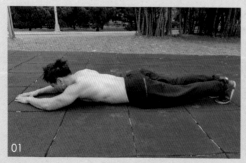
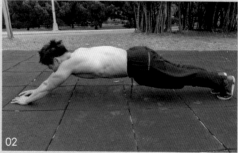

單手超人伏地挺身執行方式如同一般式超人伏地挺身，除了必須將一手放置於背後。
此訓練方式對於核心肌群的刺激更大（如下圖）。

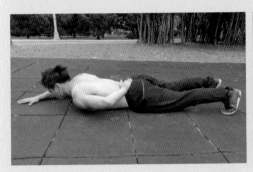 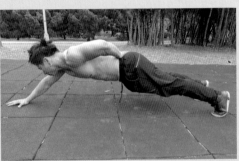

單手單腳超人伏地挺身的執行方式如同一般式超人伏地挺身，除了必須將一手放置
於背後，並抬起相對腳或放置於另一腳上，此動作加重阻力且要保持身體平衡，故
難度提高許多（如下圖）。

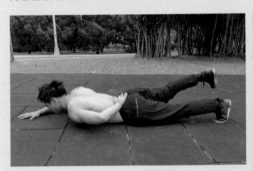 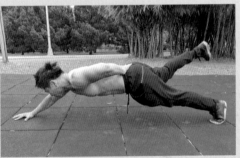

POINT

1. 執行者的背及下半身在整個運動過程中都必須保持挺直。
2. 在身體上升及下降的過程中，整個核心肌群都是繃緊的。
3. 雙手位置距離頭部越遠，受力越大。

訓練目標
初學者：一組需做到標準 1 ～ 5 下以上
中階者：一組需做到標準 5 ～ 10 下以上
進階者：一組需做到標準 10 ～ 20 下以上

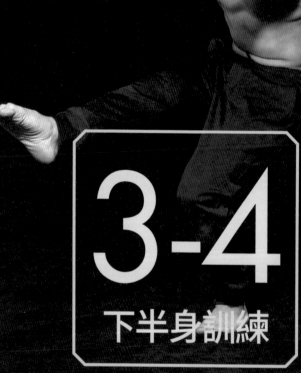

3-4

下半身訓練

強壯體格需要
結實的下半身支撐

雖然街健主要的訓練動作，幾乎集中在強化上半身，然而下半身的肌肉約占人體所有肌肉的 70%，因此，若要平均強化整體力量及身材，下半身的訓練不可忽略，以下補充幾個絕佳的自身體重下半身訓練動作。

主要訓練肌群

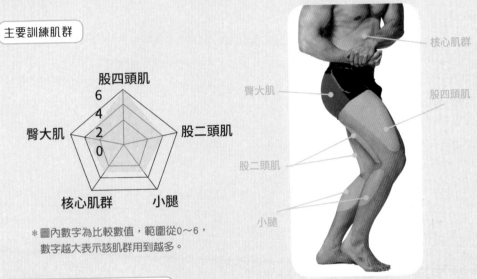

股四頭肌

臀大肌

股二頭肌

核心肌群

小腿

核心肌群

臀大肌

股四頭肌

股二頭肌

小腿

＊圖內數字為比較數值，範圍從0～6，
　數字越大表示該肌群用到越多。

Step1 深蹲 難度：★☆☆

兩腳間距比肩寬略寬，上半身挺直核心出力，腳尖微微外八。吸氣自然下蹲，直到髖關節低於膝關節後，即可吐氣起身，膝蓋不伸直鎖死，繼續重複動作。

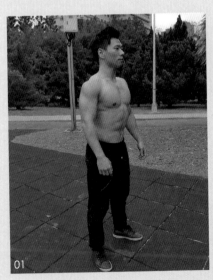

01

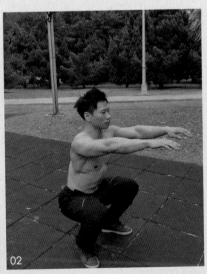

02

POINT

1. 在整個運動過程中，核心持續出力。
2. 在下蹲過程中，若要維持身體平衡，可以選擇雙手平伸或抱胸。
3. 若柔軟度與肌力沒問題，可全蹲。
4. 只要姿勢正確，膝蓋有無超過腳尖都沒關係。

訓練目標

初學者：一組需做到標準 10 ～ 25 下以上
中階者：一組需做到標準 25 ～ 50 下以上
進階者：一組需做到標準 50 ～ 100 下以上

跳躍式深蹲：此強化動作，即為吸氣下蹲後，透過爆發力，吐氣大力跳躍。再重複這樣的過程，不只可以鍛鍊爆發力也可以提升心肺功能。

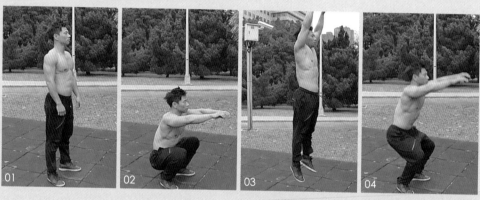

單腳式深蹲：此強化動作訓練的部位和深蹲一致，但由於用單腳執行，對於身體的平衡度、肌力、靈活度與柔軟度都需要有一定的程度，建議一開始，可以先考慮扶柱子等東西輔助支撐，等肌力及平衡度強化後，再完全不需輔助嘗試。

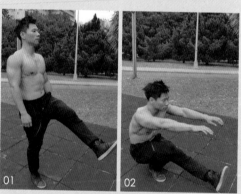

Step2　跨步蹲 難度：★☆☆

首先，雙腳與肩同寬，跨出左腳或右腳後，吸氣下蹲到前腳與後腳皆屈膝成 90 度，且後腳跟離地。接著身體垂直上下吐氣蹲起，換腳重複執行。

POINT

在整個運動過程中，如果身體搖晃代表需加強平衡穩定能力，注意前後腳的力量分配，保持重心。

訓練目標

初學者：一組需做到標準 10 ～ 20 下以上
中階者：一組需做到標準 20 ～ 40 下以上
進階者：一組需做到標準 40 ～ 60 下以上

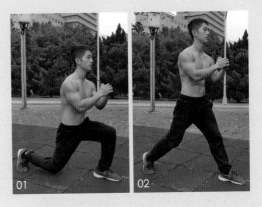

Step3 **提踵** 難度：★☆☆

前腳掌站於台階上，吸氣，後腳跟懸空並盡量下垂，使小腿肌肉得到最大限度的伸展，腿伸直，接著吐氣，提起腳跟至最高位，保持 1 ～ 2 秒後重複執行。

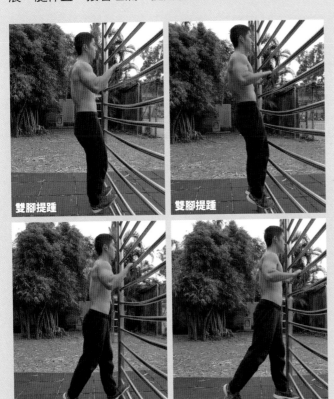

雙腳提踵　　雙腳提踵

單腳提踵　　單腳提踵

POINT

1. 此動作為訓練小腿的王牌動作。
2. 若覺得動作簡單，可直接嘗試單腳執行。

訓練目標

初學者：一組需做到標準
　　　　10 ～ 25 下以上
中階者：一組需做到標準
　　　　25 ～ 50 下以上
進階者：一組需做到標準
　　　　50 ～ 100 下以上

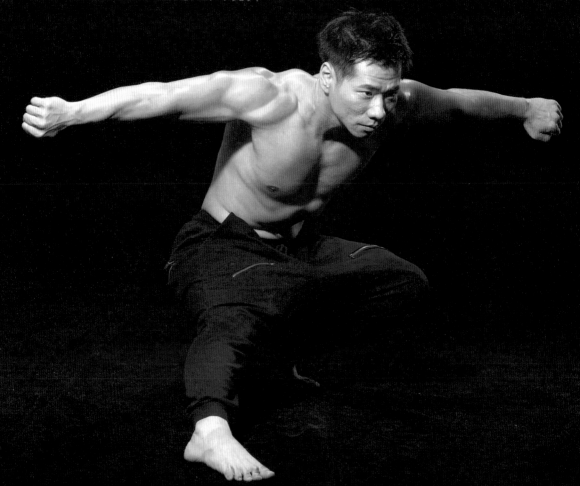

第 4 章

按表操課
綜合訓練

超越凡人，邁向超人境界

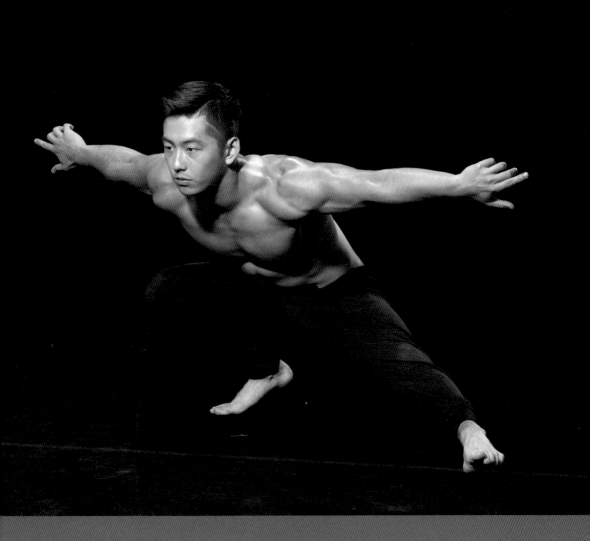

先搞懂基本訓練原則再來做！

經由前面第 2、3 章的所有自身體重訓練動作介紹，相信大家對於達成動作及訓練部位已有所了解。但是街頭健身的主要目的還是在於「健身」，動作其次，因此，如何透過綜合訓練課表達成強健體魄及力量的提升，便是此章的課題。在正式進入訓練菜單前，先解說一下基本重訓觀念。一般來說，針對大肌群的所有健身動作幾乎都是來自於推（push），拉（pull）及蹲（squat）這三個基本動作的變化，萬變不離其宗。

推的動作，會使用到胸肌、肱三頭肌、前三角肌、前鋸肌、上斜方肌等肌群及核心肌群，各肌群合作協調完成此動作。

拉的動作，會使用闊背肌、肱二頭肌、大圓肌、小圓肌、下斜方肌、後三角肌等肌群及穩定身體的核心肌群，各肌群合作協調完成此動作。

蹲的動作，會使用到股四頭肌、股二頭肌、臀大肌、腓腸肌及其他穩定身體的核心肌群，幾乎所有下肢肌肉都會使用到。

綜合以上所述，這三個動作鍛鍊了我們全身上下的所有肌群。本書所介紹的街頭健身訓練動作，也都含括在推、拉、蹲這三個動作的變化裡。因此透過街頭健身的訓練課表打造理想身材絕對可行！

基本訓練觀念

右圖為訓練模式最佳化表現圖，其中每個階段都有其建議的訓練模式：

第 1 階段　解剖適應期

對於重量訓練初學者而言，這階段的時間很重要。這段時間的訓練就是在建立身體對於重訓動作的適應性，同時增強肌腱及韌帶的基本力量，簡言之就是打基礎階段。如果底子打不好，萬丈高樓可是蓋不起來的。所以此階段的訓練可參考接下來要介紹的「循環式訓練課表」，讓身體所有肌群都參與運動。

第 2 階段　肌耐力訓練期

身體適應後，接下來進入第 2 階段：肌耐力的提升訓練。此階段主要訓練原則是低強度、高重覆次數及短組間休息時間。肌耐力訓練期的原則跟解剖適應期非常類似，所以第 1 階段及第 2 階段也可以合併成一個訓練期。

第 3 階段　肌肥大訓練期（肌肉增長期）

此階段是肌肉增長訓練期，透過中高強度、不多不少的重複次數及不長不短的組間休息時間，打造肌肉及肌力發展。以下課表主要的安排便是專攻此階段的訓練。

第 4 階段　最大肌力訓練期

顧名思義，此為最大肌力訓練期，主要目的是提升最大肌力，透過高強度、低重複次數及長組間休息時間完成訓練。

第 5 階段　爆發力訓練期

最後則是爆發力的訓練，最大肌力再配合最快的運動速度，便是爆發力的表現。這也是專業運動員最注重的訓練。

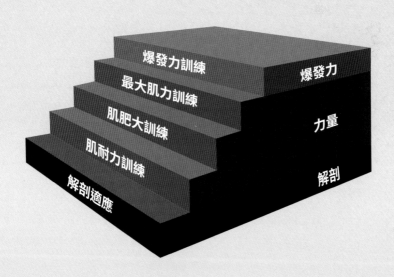

綜合上述，我們以下表將訓練模式分類：

訓練模式	每組訓練最大反覆次數(rm)	每組訓練休息時間	訓練目的
解剖適應期及肌耐力訓練期	15～20 rm	30 秒～60 秒	提升肌腱、韌帶的基本力量，及肌肉耐力
肌肥大訓練期(肌肉增長期)	8～12 rm	60 秒～120 秒	有效著重在肌肉及肌力的同時發展
最大肌力訓練期	1～5 rm	2 分～5 分	肌力的整體提升
爆發力訓練期	1～3 rm	5 分以上	精進運動員表現

上表提到的 rm，即為最大反覆次數，也就是在標準的運動情況下，動作做到力竭時所能執行的總次數。

街頭健身是以自身體重的負重比例當作阻力，因此非常適合肌耐力訓練及肌肥大訓練，以下提供的綜合訓練課表也是針對提升這兩方面能力為主。至於街健訓練不足的地方，也就是負重的極限最多只能到自已的體重，因此對於最大肌力訓練及爆發力訓練，若以每組約 1～5rm 內的訓練是較難達到的。

若想專攻最大肌力及爆發力訓練（尤其是針對下半身），建議可以嘗試自由槓鈴訓練，效率更高。

訓練注意事項

訓練周期安排

一般來說，訓練周期很多時候取決於當週的狀況，休息不足或身心壓力都會影響訓練成效及意願。最基本的訓練頻率是一週練大肌群 3 次，至於如何安排？可以參考最簡單，也是初學者開始適應運動習慣的「練一休一」模式，如下表：

星期一	星期二	星期三	星期四	星期五	星期六	星期日
推（或拉）	休	下半身 + 核心	休	拉（或推）	休	休

等到養成運動習慣後，並且想要明顯提升肌力與肌肉量，建議提高訓練頻率，以一個大肌群平均一週重複練 2 次的模式為主，如下表：

星期一	星期二	星期三	星期四	星期五	星期六	星期日
推（或拉）	下半身 + 核心	拉（或推）	休	拉（或推）	下半身 + 核心	拉（或推）

訓練前後的飲食

人體一天的總消耗熱量包含以下三種：

● **消化食物的熱量**：約占總消耗量 10%，食物到身體時，需要身體的活動才能順利消化，例如咀嚼及在胃裡分解，都需要消耗身體的熱量，這些便算在消化食物的熱量。

● **活動消耗熱量**：約占總消耗量 20 ～ 30%，一天內從事的任何活動，舉凡：走路、工作、運動……等，只要是活動都算在內。

● **基礎代謝量（BMR）**：約占總消耗量 60 ～ 70%，是維持人體器官運作基本所需能量，即便是睡覺，仍會消耗熱量。也因為 BMR 占人體消耗總熱量的比例最高，因此提升 BMR 對瘦身來說非常重要。BMR 也會隨肌肉量增大而提升，這也說明了運動健身的重要性。

因此，若想減重，每日的攝取量原則上如下，這樣的飲食概念才會健康長久：日常

活動消耗量＞每日應攝取熱量＞基礎代謝量

運動前飲食：正餐約 3 ～ 4 小時前進食，副餐約 1 ～ 2 小時前進食。
運動前最好攝取高碳水化合物與低脂肪食物。能量來源如五穀根莖類加水果。

運動中：注意水分的補充即可。

運動後飲食：立即補充蛋白質，以修補運動中肌肉或組織的損傷。一般來說，成人
為維持肌肉量，每天應攝取每公斤體重 1.0 ～ 1.2 g 以上的蛋白質。

訓練場地及服裝

既然是街頭健身，場地當然是鄰近公園就可以囉，一般的公園大多有單槓及雙槓或
類似的器材。只要有單槓、雙槓及地板，就可以開始街頭健身。至於服裝，只要輕
便舒適不造成運動上的束縛就沒有特別限制。

正式訓練前記得暖身

重量訓練前最好的暖身方式，是直接做低強度的訓練。舉例來說，若今天要做推式
訓練，假設第一個動作是伏地挺身，便可以透過跪姿伏地挺身這樣低強度的訓練當
作暖身。重量訓練的暖身其實就是「暖機」的概念，目的為提升身體的肌肉溫度，
因此暖身的組數基本上是 1 ～ 3 組，每組 10 下左右即可。

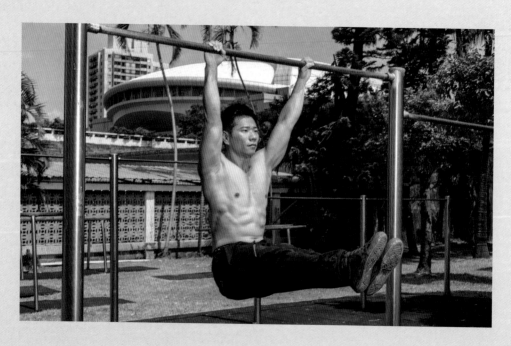

正式進入訓練課表吧！

我們可以將身體要訓練的部位大致分為：上半身（前）、上半身（後）及整個下半身。這樣分的原因其實很好理解，推的多關節訓練動作主要練到的部分為「胸大肌、前三角及肱三頭肌」，而其中胸大肌群及前三角肌群所在的部位，很明顯就是在人體的正面；反之，拉的多關節訓練動作主要練到的部分為「背肌、後三角肌及肱二頭肌」，其中背部肌群及後三角肌群所在的部位，是在人體背面。這樣推、拉兩個動作，其實就包含了整個上半身最重要的肌群訓練。除此之外，就是下半身肌群及幾乎做任何街健動作都需要出力穩定身體的核心肌群了。

訓練部位	包含肌群	相關街健訓練動作
上半身（前）	胸大肌、前三角肌及肱三頭肌	如：伏地挺身
上半身（後）	背肌、後三角肌及肱二頭肌	如：引體向上
下半身	股四頭肌、股二頭肌、臀大肌、小腿肌群	如：深蹲
核心	腹直肌、腹內外斜肌、下背等穩定身體的肌群	如：平板支撐

以下各種訓練菜單，大致區分為不同肌力程度者，並且以是否都能標準、確實地做到菜單中每個動作為分界點。切記，請在完全掌握課表每一程度的動作，且確實完成訓練之後，再進階到課表的下一階段，切勿操之過急，否則就從街頭健身變成街頭傷身啦！

Push 推式訓練

初學者

01 伏地挺身（手與肩同寬）10 ～ 15 下，3 組，組間休息 90 秒

02 上斜伏地挺身 10 ～ 15 下，3 組，組間休息 90 秒

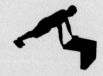

中階者

01 雙（單）槓撐體 12～15 下，3～5 組，組間休息 90 秒

02 伏地挺身 15～20 下，3～5 組，組間休息 90 秒

03 寬距伏地挺身 15～20 下，3 組，組間休息 90 秒

04 心型伏地挺身 10～12 下，3 組，組間休息 90 秒

進階者

01 雙槓撐體 15～20 下，3～5 組，組間休息 90 秒

02 偽俄式伏地挺身 15～20 下，3～5 組，組間休息 90 秒

03 下斜伏地挺身 20〜25 下，3〜5 組，組間休息 90 秒

04 心型伏地挺身 12〜15 下，3〜5 組，組間休息 90 秒

05 三頭伸展 8〜10 下，3〜5，組間休息 90 秒

★訓練要領：伏地挺身動作要做完整，才能有效的刺激到想要訓練的肌群。下至上臂與前臂的夾角小於 90 度，上至手肘打直但不必鎖死。

Pull 拉式訓練

（初學者）

01 反式划船 12〜15 下，3〜5 組，組間休息 90 秒

02 彈力帶輔助正握引體向上 5〜7 下，3〜5 組，組間休息 120 秒

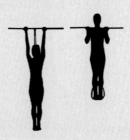

01 引體向上 8 ～ 12 下，3 ～ 5 組，組間休息 90 ～ 120 秒

02 寬握引體向上 8 ～ 12 下，3 ～ 5 組，組間休息 90 ～ 120 秒

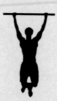

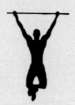

03 反握引體向上 8 ～ 12 下，3 ～ 5 組，組間休息 90 ～ 120 秒

進階者

01 暴力上槓 6 ～ 8 下，3 ～ 5 組，組間休息 180 秒

02 高拉引體向上 6 ～ 8 下，3 ～ 5 組，組間休息 180 秒

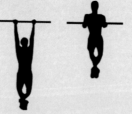

03 引體向上 15 ～ 18 下，3 ～ 5 組，組間休息 90 ～ 120 秒

04 寬握引體向上 15 ～ 18 下，3 ～ 5 組，組間休息 90 ～ 120 秒

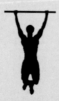

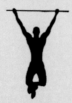

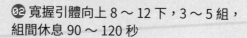

05 反握引體向上 15 ～ 18 下，3 ～ 5 組，
組間休息 90 ～ 120 秒

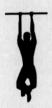

下半身 + 核心訓練

初學者

01 深蹲 20 ～ 30 下，3 ～ 5 組，組間休
息 120 秒

02 跨步蹲（每邊各）10 ～ 15 下，3 ～
5 組，組間休息 120 秒

03 捲腹 10 ～ 15 下，3 ～ 5 組，組間休
息 120 秒

04 平板支撐 30 秒，1 組

01 單腳式深蹲（每邊各）5～10下，3～5組，組間休息 90～120 秒

02 深蹲 30～40 下，3～5 組，組間休息 90～120 秒

03 跨步蹲（每邊各）15～20 下，3～5組，組間休息 90～120 秒

04 懸吊式抬腿 5～10 下，3～5 組，組間休息 90～120 秒

05 捲腹 15～20 下，3～5 組，組間休息 90～120 秒

06 平板支撐 60 秒，1 組

進階者

01 跳躍式深蹲 20～30 下，3～5 組，組間休息 90～120 秒

02 單腳式深蹲（每邊各）10～15下，3～5 組，組間休息 90～120 秒

03 深蹲 40～50 下，3～5 組，組間休息 90～120 秒

04 跨步蹲（每邊各）20～25 下，3～5 組，組間休息 90～120 秒

05 進階懸吊式雨刷（每邊各）10～15 下，3～5 組，組間休息 90～120 秒

06 進階懸吊式抬腿 10～15 下，3～5 組，組間休息 90～120 秒

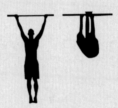

07 捲腹 20～25 下，3～5 組，組間休息 90～120 秒

08 平板支撐 120 秒，1 組

循環課表

循環訓練是由摩根與亞當兩位大學教師所創，用來鍛鍊全身的訓練方式，其訓練概念結合了肌力、肌耐力及心肺耐力。這套課表包含了不少訓練動作，每個動作都稱為一個站（station）。而訓練動作除了可以利用自由重量訓練及健身房機械式器材訓練，當然也包含自身體重訓練動作。

循環課表的特點也在於站與站之間的休息時間都特別短，甚至是不休息。因此站與站之間的動作，訓練的肌群不會重複，而是交替訓練，如果是全身性的循環課表，就會是上肢與下肢間的交替訓練。如此一來，才可以在短暫的休息時間內，讓肌肉有一定的時間恢復。

以下便是我們以自身的訓練經驗安排的課表，你也可以視自己的體能及肌力決定練習的循環課表。但這樣的間歇運動對於肌力有相當程度的考驗，建議有健身基礎、能夠達成書中所介紹的中階者訓練量，再來嘗試。

初學者循環課表 課表 1：基礎就是一切

① 雙槓撐體 8 ～ 10 下 ② 正握引體向上 5 ～ 8 下 ③ 伏地挺身 10 ～ 15 下
④ 捲腹 10 ～ 15 下

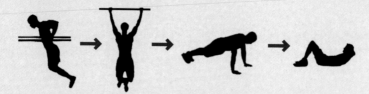

★每個動作間休息 10 ～ 30 秒，循環 4 ～ 6 輪，每個循環休息 5 分鐘

課表 2：菜鳥指南

① 上斜伏地挺身 8 ～ 10 下 ② 反式划船 5 ～ 8 下 ③ 上斜伏地挺身 8 ～ 10 下
④ 平板支撐 30 秒

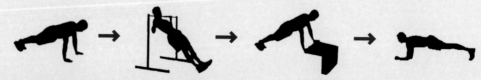

★每個動作間休息 10 ～ 30 秒，循環 3 ～ 5 輪，每個循環休息 5 分鐘

課表 3：公園新手

① 反握引體向上 5 ～ 8 下 ② 下斜伏地挺身 8 ～ 10 下 ③ 深蹲 20 ～ 25 下
④ 捲腹 10 ～ 15 下

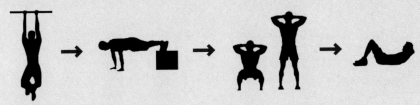

★ 每個動作間休息 10 ～ 30 秒，循環 2 ～ 4 輪，每個循環休息 5 分鐘

中階者循環課表 **課表 1：基礎就是一切**

① 雙槓撐體 10 下 ② 正握引體向上 10 下 ③ 伏地挺身 10 下 ④ 捲腹 20 下

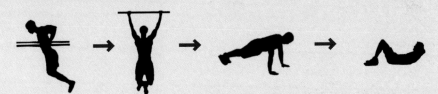

★ 每個動作間休息 10 ～ 30 秒，循環 5 ～ 7 輪 ，每個循環休息 5 分鐘

課表 2：強化上半身特訓

① 蝦型伏地挺身 6 ～ 8 下 ② 高拉引體向上 5 ～ 8 下
③ 下斜伏地挺身 10 ～ 15 下 ④ 拉弓式引體向上（每邊各）6 ～ 8 下
⑤ 三頭伸展 6 ～ 8 下 ⑥ 單槓式肱二頭肌彎舉 6 ～ 8 下

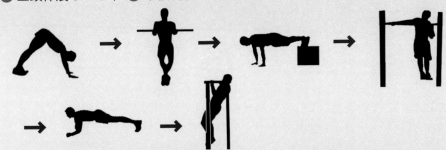

★ 每個動作間休息 10 ～ 30 秒，循環 3 ～ 5 輪，每個循環休息 5 分鐘

課表 3：全身進化

⓵ 拍手伏地挺身 6～8 下 ⓶ 進階懸吊式抬腿 6～8 下
⓷ 正握反握爆發式引體向上 6～8 下 ⓸ 深蹲 25～35 下 ⓹ 雙槓撐體 8～10 下
⓺ 提踵（每邊各）15～20 下 ⓻ 反握引體向上 8～10 下 ⓼ 平板支撐 60 秒

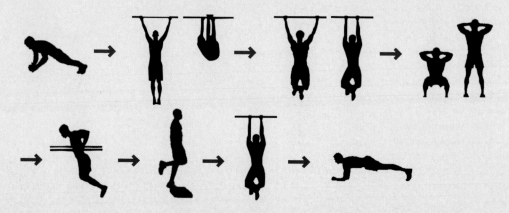

★每個動作間休息 10～30 秒，循環 2～4 輪，每個循環休息 5 分鐘

進階者循環課表 **課表 1：基礎就是一切**

⓵ 雙槓撐體 15 下 ⓶ 正握引體向上 12～15 下 ⓷ 伏地挺身 25 下 ⓸ 捲腹 30 下

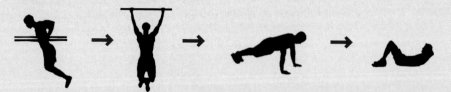

★每個動作間短暫休息或者不休息，循環 5～7 輪，
每個循環休息 5 分鐘

課表 2：目標強者

⓵ 單臂伏地挺身（每邊各）6～8 下 ⓶ 團身前水平引體向上 6～8 下
⓷ 倒立伏地挺身 6～8 下 ⓸ 暴力上槓 6～8 下 ⓹ 超人伏地挺身 6～8 下
⓺ 單臂反式划船（每邊各）6～8 下 ⓻ 跨步蹲（每邊各）20～25 下
⓼ 側棒式撐體（每邊各）30 秒 ⓽ 平板支撐 60 秒

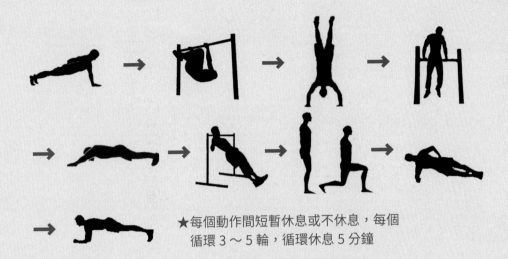

★每個動作間短暫休息或不休息，每個
循環 3～5 輪，循環休息 5 分鐘

課表 3：爆衝狂人

⓵ 分腿俄式伏地挺身 5～7 下　⓶ 暴力上槓 6～8 下
⓷ 前水平拉升 6～8 下（到水平點時撐 1～2 秒）　⓸ 單腳深蹲（每邊各）10～15 下
⓹ 跳躍雙槓撐體 8～10 下　⓺ 高拉引體向上 8～10 下　⓻ 飛躍超人伏地挺身 5～7 下
⓼ 跳躍式深蹲 15～20 下　⓽ 後水平下降 6～8 下（到水平點時撐 1～2 秒）

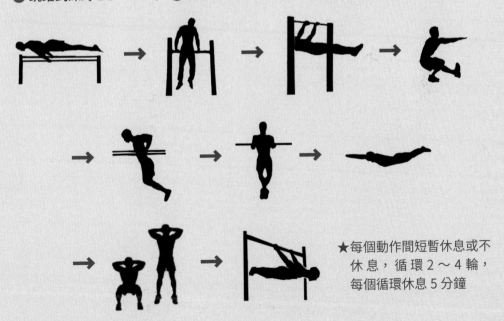

★每個動作間短暫休息或不
休息，循環 2～4 輪，
每個循環休息 5 分鐘

145

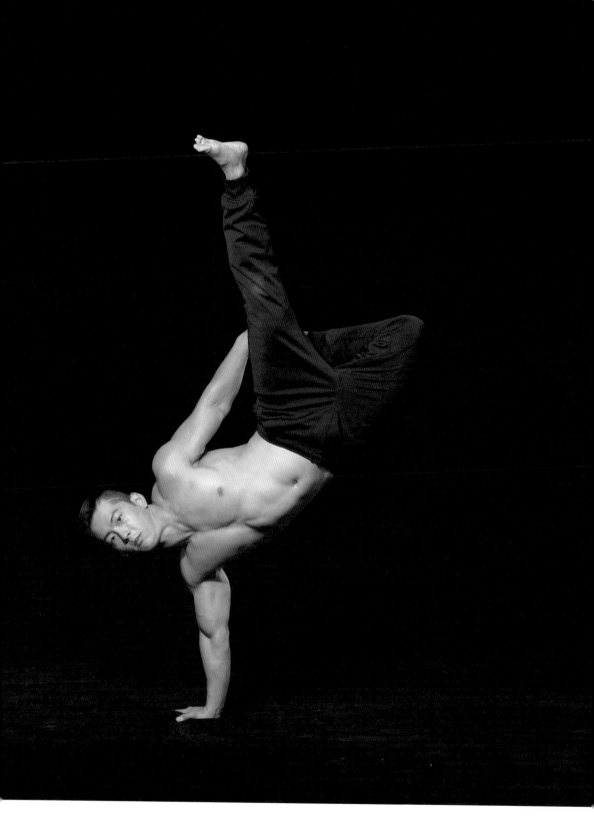

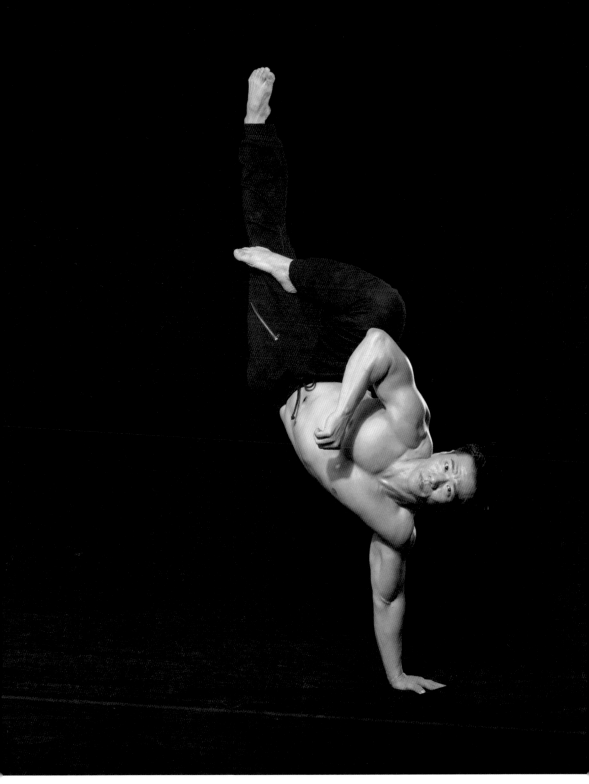

挑戰課表

這部分訓練課表，可以當作自我挑戰的遊戲，也可以當作有效增強肌耐力的訓練。

挑戰課表 1：金字塔遞減

以 5～10 下為一個單位，做幾下就休息幾秒，由最大次數開始遞減。起始次數依個人能力調整。

範例 1：伏地挺身做 30 下，休息 30 秒，做 20 下，休息 20 秒，做最後 10 下，結束。
範例 2：引體向上 20 下，休息 60 秒，引體向上 15 下，休息 50 秒，做到最後 5 下，結束。

每個動作可以自行搭配次數與休息時間，一個循環當作一組，每組之間休息 3 至 5 分鐘，待乳酸排除後再做下一組訓練。

挑戰課表 2：金字塔遞增

利用三個經典街健動作，即引體向上、暴力上槓及單槓撐體來挑戰。

第一組　引體向上 1 下 + 暴力上槓 1 下 + 單槓撐體 1 下
第二組　引體向上 2 下 + 暴力上槓 2 下 + 單槓撐體 2 下
第三組　引體向上 3 下 + 暴力上槓 3 下 + 單槓撐體 3 下
……以此類推，做到力竭為止。

此挑戰課表組間不休息，也就是從開始到結束，訓練者雙手都是懸掛在單槓上的，故對於肌耐力相當具有挑戰性。一般來說，如果可以達到第五組以上，其肌力及肌耐力都可說是狂人等級。

試想，做到第五組就等於是不休息連續做了引體向上、暴力上槓及單槓撐體各 15 下。這是多可怕的數字啊！

挑戰課表 3：尬招練習

當有街健愛好者一起運動時，如果一直做相同的課表運動，然後組間休息後互換，長久下來總是會乏味，此時就可以用這個課表和同好一起熱血街健。

與其說是課表，其實比較像是遊戲，當有 2 個以上的街健同好同時運動時，以猜拳（也可以採用其他方式，只要能用亂數選出輸家）決定誰最輸，輸家必須做出 30 秒～ 1 分鐘左右的一套連續街健動作。結束後就繼續選出輸家開始下一輪。

這樣的挑戰課表，一方面可以訓練肌耐力及肌力，同時也可以透過每一輪輸家的一套街健動作，激發自己的花式街健創意。對於有心想要參加街健比賽者，可用這樣的尬招訓練提升比賽能力（肌力、肌耐力、動作流暢度、創意與音樂的配合度等），更重要的是，還可以讓訓練不乏味也更有趣。

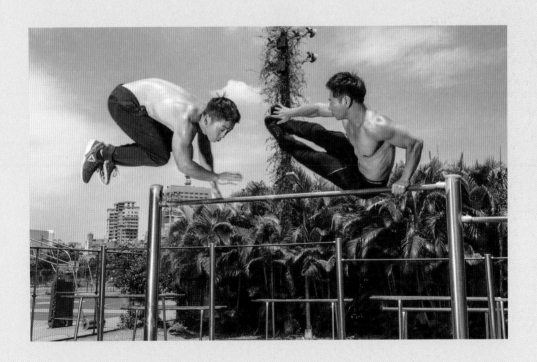

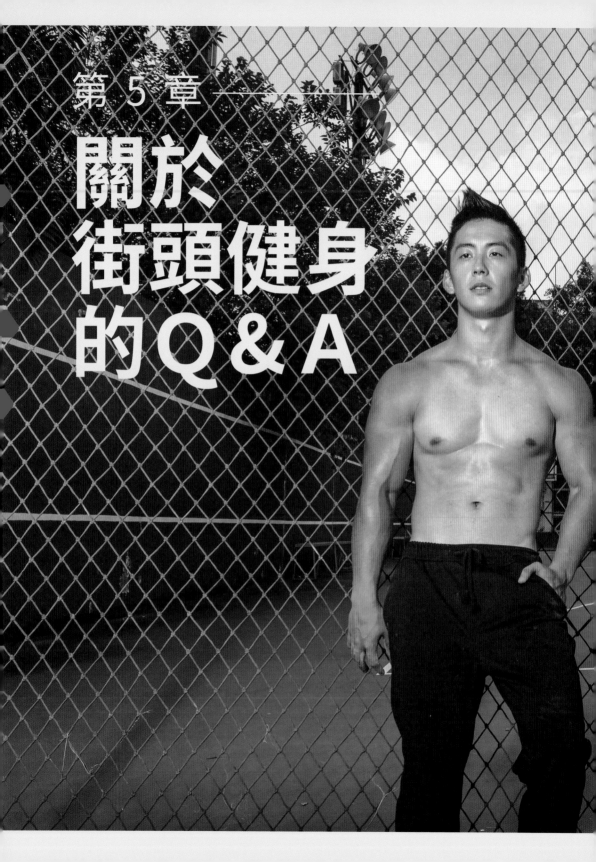

第 5 章 ─────

關於
街頭健身
的 Q & A

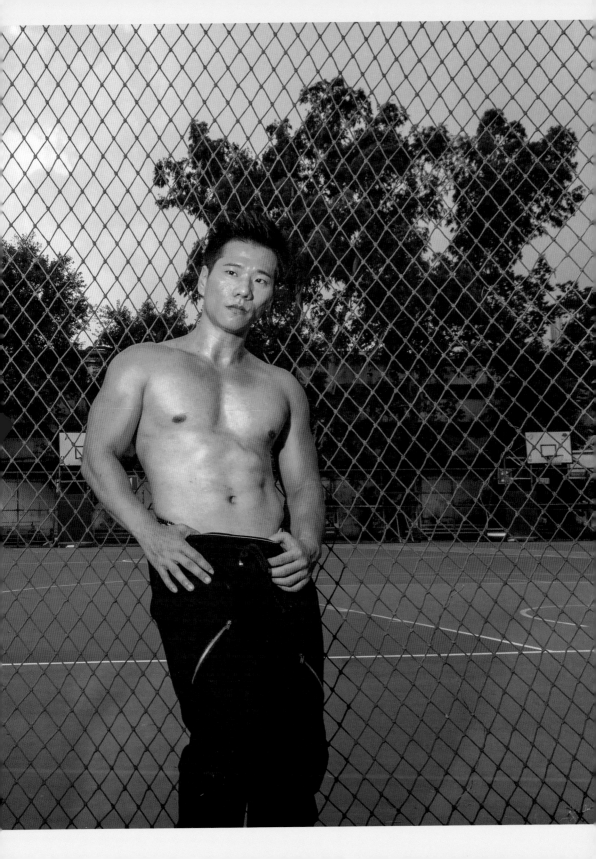

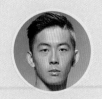

（以下問題由 Vic 回答）

Q： 需要練多久，才能把身材練成像 Vic 一樣健壯精實？

A： Vic 從開始訓練至今兩年多了。但其實是因為我的生活及運動習慣造就今天的身材。想要鍛鍊好身材，建議不要計較究竟要花多久時間，最好的方式還是培養規律的運動習慣，才能在身體健康的同時維持好體態。

Q： 要維持好身材，是否需要嚴格控制飲食？

A： 事實上，我個人沒有在控制飲食，一方面可能家裡的飲食習慣本來就比較清淡，另一方面是我運動量夠大，所以隨時想吃什麼就吃什麼，從來不忌口。但這只是我個人的案例，不是每個人都適用，還是要看個人體質及飲食、生活習慣等差異。

Q： 好不容易鍛鍊出發達的肌肉，但是不是只要一不練，很快就變成肥肉？

A： 肌肉跟脂肪是完全不同的組織，肌肉不鍛鍊、不維持，頂多就是肌肉量慢慢流失，並不會發生所謂「肌肉變成肥肉」這種事情。

Q： 鍛鍊身材一定要上健身房？

A： 如果你追求的單純只是勻稱、肌肉線條分明、穿衣顯瘦、脫衣有肉的身材，光靠徒手訓練絕對可以達到目的。Vic 就是只靠徒手訓練鍛鍊身材。但如果你追求的是健美，如同阿諾史瓦辛格一般，肌肉維度高、夢幻肩腰比例的身材，那就真的要上健身房，藉由重量訓練來達成。

Q： 街頭健身這麼高難度的動作，會不會很容易受傷？

A： 街頭健身大致可以分為靜態與動態。以靜態來說，只要基本肌力夠，再針對
動作訓練，應該不會受傷。而動態就比較偏向協調性與技巧，通常都會經歷
不斷嘗試、失敗、再嘗試、再失敗的過程，所以動態的技巧就無法保證訓練
過程不會受傷了。

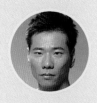

（以下問題由 Leon 回答）

Q： 街頭健身鍛鍊出來的肌肉，跟健身房自由槓或機械式練出來的肌肉會有不同
嗎？

A： 答案是絕對不會。因為肌肉其實很笨，肌肉的成長並不會因為徒手健身或自
由槓及機械式器材的健身而有所不同。真正會影響肌肉的是訓練模式。舉例
來說，如果是偏肌耐力的訓練，肌肉及肌力的成長幅度就會小於肌肥大的訓
練結果。

Q： 為何有些人練得出八塊腹肌、有些人能練出六塊，但是我就只有練出四塊？

A： 肌肉的形狀是天生的，因此有人會練出四塊、六塊或八塊，或是腹肌呈歪斜
不對稱，這都很正常，也無法改變。可以改變的是只有大小和厚度，這便需
要透過訓練和飲食達成。就算你天生就有六塊，但如果下腹體脂太高，還是
有可能只練出四塊腹肌，因為另外下腹部的兩塊被脂肪蓋住了。

Q: 蹲舉的重量可以達到體重的 2 倍以上，是靠街頭健身練出來的嗎？

A: 街頭健身訓練九成是針對上半身為主，畢竟阻力若只靠自身體重，對於下半身的訓練進步空間確實有限。所以 Leon 下半身的訓練，是透過自由槓鈴的動作，搭配強調最大肌力進步的課表，而非單純的自身體重訓練。對我而言，街頭健身除了是生活方式的延伸，也是訓練上半身最佳且最方便的方式，但下半身我仍然會以自由槓鈴為重心，讓全身均衡發展。

Q: 如果下半身像 Leon 一樣粗壯，街健神技還練得起來嗎？

A: 大家如果有仔細看書中神技的專項訓練，就可以知道，很多訓練動作的進階步驟是從團身、分腿再到併腿，這也表示，下半身的重量是影響街健神技成功的因素之一，如果下半身過於粗壯，確實會增加訓練難度，影響街健神技的達成。我剛練成俄式分腿支撐時，與現在做俄式分腿支撐相較，現在能支撐的時間真的退步不少，但這並不會成為我的藉口，畢竟這是個人訓練目標的選擇。況且也有不少健美選手還是可以做到漂亮的俄挺支撐，他們的下半身可是更粗壯呢！

Q: 如何在課業、工作及街健訓練中找到平衡點？

A: 對我而言，從學生時期到進入社會，不管是街健或其他運動，都已融入我的生活中，運動可說是我的生活必需。當然，偶爾也會因為忙碌而停滯，但一旦停滯，便會讓我感到渾身不舒服，好像有什麼事沒做一樣。因此我每週都會固定四天左右、每次 1 ~ 1.5 小時的訓練，維持體態及肌力上的最佳狀態，只要做好時間分配，絕對不會有衝突。運動是一輩子的事，沒有健康的身體，學業或工作再成功都是枉然！

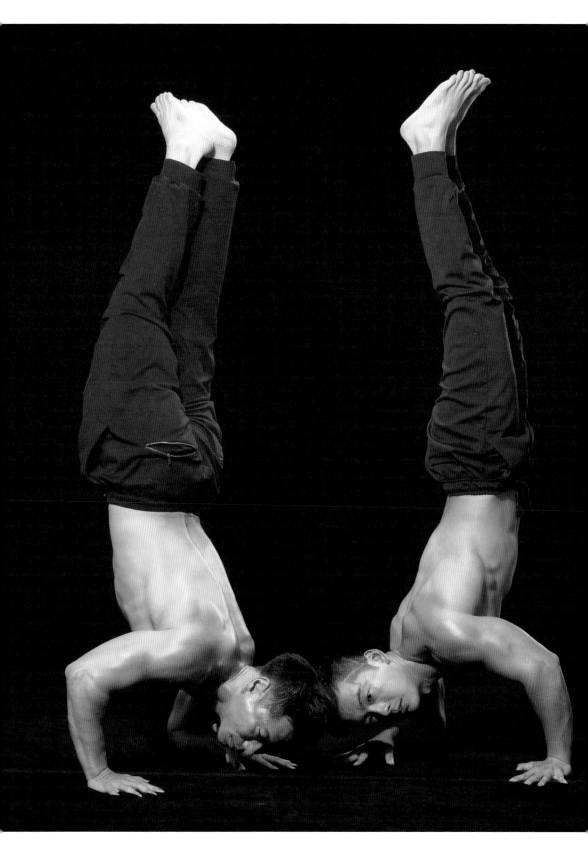

|後記| 健身，我的 Free style

Leon 投身街健約一年多後，和學弟突發奇想，將自已的街健訓練透過影片 Bar freestyle workout routine (taiwan)，分享到台灣最大的網路討論區，沒想到竟引起熱烈討論，甚至在隔天上了新聞，記者甚至在報導中給了我一個響亮又帶點搞笑的稱號「台大真強者」。

也因為影片的流傳，認識了志同道合、同樣被街頭健身吸引的朋友，其中包括了台灣極限街頭健身運動協會理事長 Bobby Lee 先生，由於我們同樣抱持著將街頭健身推廣到台灣各地的目標，從 2012 年開始，便以台北為首，開始在中、南部及東部舉辦團練，隨著參與的人越來越多，我們也開始招募會員，於 2015 年正式通過認可成立台灣極限街頭健身運動協會。

此外，協會也從 2013 年到 2017 連續五年舉辦街健世界盃台灣區決賽，幫助台灣的街頭健身選手展現自我訓練的成果，並且有機會和世界級選手一較高下，提高台灣新興運動在世界的能見度。

Vic 現在也已成為台灣最有名的街頭健身運動員之一，2016 年時以臉書粉絲專頁上的「伏地挺身大挑戰」影片一炮而紅，之後主要以分享徒手訓練心得以及推廣街頭健身為主，目前已擁有 7 萬左右粉絲人數。

從事街健之初，不管是做引體向上還是伏地挺身，也不管天氣冷熱，Vic 都會在公園做訓練。跟在健身房比起，好處是公園設施都是免費的，而且不太會有人一直霸佔設施；壞處是沒空調，天氣冷熱必須照單全收，颱風下雨也必須被迫休息，偶爾還要承受人來人往的注目（但受注目是好是壞就要看情況了）。

156

大多數人沒接觸過健身，所以對街健普遍一無所知。Vic 曾在台北人來人往的大安森林公園做各式高難度動作，當場引來不少好奇的民眾前來圍觀，當然也難免會遇到各式各樣哭笑不得的提問。至於 Leon，也曾在健身房做自由槓綜合型訓練及暴力上槓時，引來其他會員側目。我們一致認為，不管注意你的人是抱持什麼心態，只要能引起人們對於街頭健身的好奇，甚至因而開始嘗試，都算是為街健做了最好的推廣及宣傳。

我們這樣走過撞牆期

常有人在粉絲專頁上私訊問 Vic，如何不斷突破肌耐力、力量及技巧，除了提供訓練上的建議之外，我覺得更重要的是找到自己的動力，調整心態。

回想起訓練初期，引體向上一次最多只能做 12 下，這個數字停滯了一、兩個月，當下滿挫折的。於是我除了研究如何突破之外，也觀看了很多街頭健身高手的影片，這些高手們就成了我的動力，我不段告訴自己：「繼續堅持，總有一天也能像他們一樣！」

一年後，我的單槓個人最高紀錄已達到 41 下之多。所以，當你遇到瓶頸時，不要放棄，找到自己的動力及初衷，專注在自己的目標上，不久回過頭時你會發現，當下的瓶頸早就不值一提了！

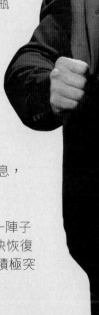

Leon 也以自身的經驗提供正逢撞牆期的健身朋友一些意見：所謂的撞牆期不外乎就是肌力、體態等一直卡關沒進展。此時不妨先暫時休息，很可能是因為訓練強度一直都太強，身體沒有完全恢復就持續訓練而過度疲勞造成的，這種時候最需要的是休息，讓身體好好放鬆。

如果你真的有心精進運動，當你休息一陣子未接觸運動後，也會讓你產生「想趕快恢復訓練」的欲望，無形中便能幫助你更積極突破瓶頸。

若是高難度動作卡關，以俄挺為例，像是身體雖然挺起來，但下半身一直挺不直的情況，就可以先暫停俄挺的課表，改練其他動作，例如後水平及其他背部肌群相關動作，前者可以加強下背肌力，後者可以加強二頭肌，下背肌力一旦增強就有助於下半身順利挺直，而二頭肌的強化等於是強化了俄挺所需要的輔助肌肉，兩個肌群的強化，對於俄式挺身都有幫助。

也就是說，一旦訓練某個動作卡關時，或許可以想一下，這動作到底需要多少肌群配合？我現在的訓練是不是只有強化到某個部分？

運動傷害曾讓我們一度想要放棄，但我們挺過來了！

街頭健身不是一個容易上手的運動，再加上這是一個新興運動，學習技巧的資訊不是很豐富，所以一不小心就容易產生運動傷害。

對於運動成癮的人來說，常常舊傷還沒復原新傷又接著來，Vic 曾一度雙手腕與手肘韌帶拉傷，而 Leon 則因為柔軟度不夠導致肩膀扭傷。這些受傷部位對於訓練影響極大，也讓我們因而認真想過放棄街頭健身的念頭，做做普通的健身運動就好，但想起訓練的初衷，終究還是抵擋不了街頭健身的魅力，休息一陣子加上尋求醫生幫助、持續復健後，終於又回到街健的行列。

值得注意的是，一旦傷復原得差不多之後，就該下點功夫研究生理結構的相關知識，了解哪些動作容易讓關節、肌肉受傷，知道如何避免運動傷害，才是從事各項運動的長久之道。同時，也要根據先前受傷的經驗，更加清楚自己的訓練狀況，不要在身體狀況尚未準備好的狀況下貿然嘗試高難度動作。

對我們來說，街頭健身已是一種生活方式。因為它不受時間、地點限制，不管走到哪裡，鍛鍊胸肌只需夠做伏地挺身大小的空地，鍛鍊背肌只需有一個手能攀的高處。平常外出遊玩，看到直杆、單槓一時技癢，隨時都可以「秀」一下。

一旦練成既可以耍帥，又可以強化肌力及體態的街健神技，且能自由自在展現自己獨一無二的能力，實在找不到不練街頭健身的理由！

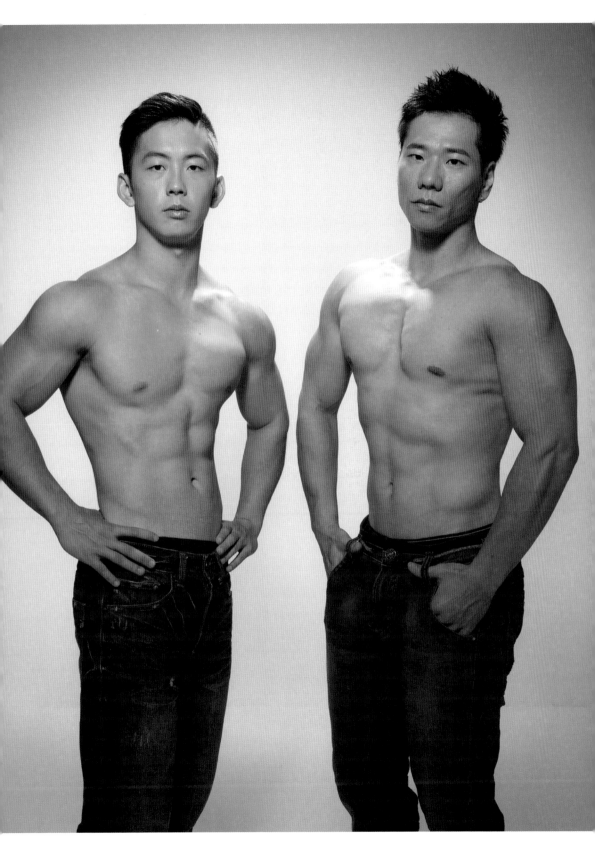

國家圖書館出版品預行編目資料

街頭健身：倒三角、胸大肌、人魚線‧勇氣自信一練上身 / 邱仁政，彭羿旻著.-- 初版 -- 臺北市：如何，2017.09
　　160 面；17×23公分 --（Happy body；166）

　　ISBN 978-986-136-493-3（平裝）
　　1.健身運動 2.運動訓練
411.711　　　　　　　　　　　　　　　　　106010084

Eurasian Publishing Group
圓神出版事業機構
用心同你對話‧視野無限寬廣

如何出版社
Solutions Publishing

www.booklife.com.tw　　　　　　　reader@mail.eurasian.com.tw

Happy Body　166

街頭健身：倒三角、胸大肌、人魚線‧勇氣自信一練上身

作　　　者／邱仁政（Leon）、彭羿旻（Vic）
發 行 人／簡志忠
出 版 者／如何出版社有限公司
地　　　址／台北市南京東路四段50號6樓之1
電　　　話／（02）2579-6600‧2579-8800‧2570-3939
傳　　　真／（02）2579-0338‧2577-3220‧2570-3636
總 編 輯／陳秋月
主　　　編／柳怡如
責任編輯／尉遲佩文
校　　　對／邱仁政‧彭羿旻‧柳怡如‧尉遲佩文
美術編輯／潘大智
印務統籌／劉鳳剛‧高榮祥
監　　　印／高榮祥
排　　　版／莊寶鈴
經 銷 商／叩應股份有限公司
郵撥帳號／ 18707239
法律顧問／圓神出版事業機構法律顧問　蕭雄淋律師
印　　　刷／國碩印前科技股份有限公司
2017 年 9 月　初版

定價 340 元　　　　　ISBN 978-986-136-493-3